U0026021

# 男人的長壽病

## 攝護腺肥大預防與治療

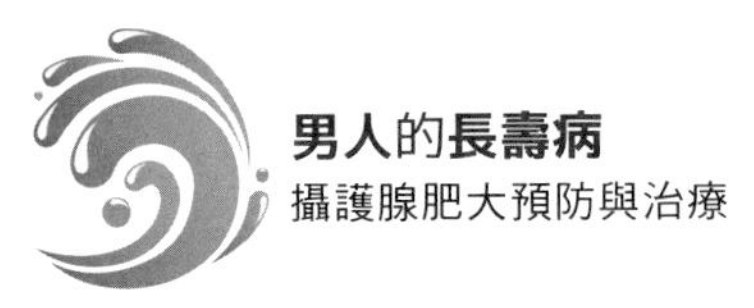



# 目錄

## 男人的長壽病
### 攝護腺肥大預防與治療

審定推薦序
**年長男性朋友，必須正視攝護腺肥大！** 蒲永孝 6

出版序
**關心男性難以啟齒的排尿困擾** 姚思遠 8

編輯後記
**關懷病人、熱心公益的好醫師** 葉雅馨 148

**Part 1 說不出口的病，如何確診**

1-1 頻尿、夜尿不只是小毛病，攝護腺肥大快就醫 12
1-2 攝護腺肥大，會造成哪些排尿困擾？ 16
1-3 診斷排尿障礙的方法與步驟 29

## Part 2 夜間頻尿好擾人，怎麼改善

2-1 夜間多尿而失眠，當心意外發生率提高 48
2-2 改善夜間頻尿靠這招 59
2-3 你是攝護腺肥大高危險群？ 73
2-4 攝護腺肥大會導致癌症？ 76
2-5 避免攝護腺肥大，你吃對了嗎？ 87

## Part 3 服藥或手術，哪個一勞永逸？

3-1 藥物控制治療，解決男人的難言之隱 92
3-2 攝護腺肥大必須動刀才能搞定？ 101
3-3 價差30倍！3種手術差在哪？ 113
3-4 手術後，怎麼保養攝護腺 131

## Part 4 家屬怎麼安撫患者身心

4-1 如何勸有排尿困擾的家人就醫 134
4-2 長輩尿失禁不願「包尿布」，怎麼表達關懷 140

審訂推薦序

# 年長男性朋友<br>必須正視攝護腺肥大！

文／蒲永孝（臺大醫院泌尿部主任、臺大醫學院泌尿科教授暨臺灣楓城泌尿學會理事長）

臺灣已邁入高齡化社會，老年人的健康問題日益受重視，攝護腺肥大造成的排尿障礙，就是其中一項困擾老年男性生活的常見疾病。

攝護腺又稱前列腺，根據統計，60歲的人約50%有攝護腺肥大，80歲以上的人，則80%幾乎都有攝護腺肥大，所以攝護腺肥大是個道地的長壽病。不過，並不是每一個攝護腺肥大的病人，都會因明顯的症狀而需接受治療。隨著人口高齡化，攝護腺肥大問題越來越值得我們重視。

「臺灣楓城泌尿學會」致力於促進泌尿醫學發展，增進泌尿學術交流與經驗傳承，為了推廣正確的泌尿健康衛教知識，定期舉辦民眾衛教講座和醫護人員繼續教育課程。《男人的長壽病：攝護腺肥大預防與治療》一書是由「臺灣楓城泌尿學會」將過去舉辦過的講座課程彙整，與董氏基金會《大家健康》雜誌合作，由編輯記者群整理撰寫全國泌尿學醫界大師之講課內容，深入淺出地解說攝護腺肥大排尿困難和治療的最新知識。

人活得愈來愈老，對於中老年人來說，如何讓他們的生活更有品質、有尊嚴，已是當前醫療發展的新趨勢。

當我們在面對一個必然會發生的疾病時，需以更正面、積極的態度去瞭解及因應，病患更需與醫師善加討論，瞭解自己所適合的治療方式，加強醫病之間的溝通，才能達到最佳的治療結果。只要是男人都有攝護腺，家有年長男性的朋友，這是不可錯過的參考書。

出版序

# 關心男性難以啟齒的排尿困擾

文／姚思遠（董氏基金會執行長）

「健康樂活」類別的保健書籍，是董氏基金會發行的《大家健康》雜誌主要的出版方向。此次我們很榮幸與臺大醫院泌尿部主任蒲永孝醫師及臺灣楓城泌尿學會合作出版《男人的長壽病：攝護腺肥大預防與治療》、《男人的生命腺：攝護腺癌診斷與治療》兩本關懷男性的保健專書。

「攝護腺」是男性獨有的器官，攝護腺肥大、發炎、惡性腫瘤，是攝護腺常見的疾病，醫學上發現，男性50歲左右會開始出現攝護腺肥大的情況，發生比例隨

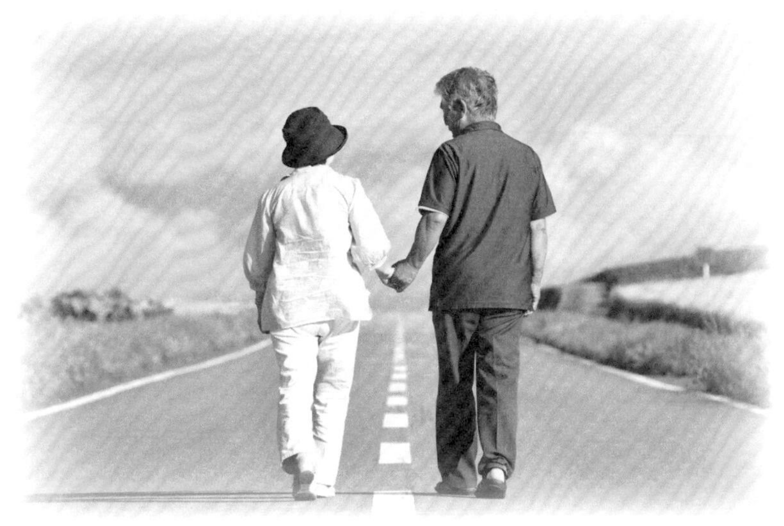

年齡增加而逐漸增多。根據國民健康署統計，50至60歲男性，約有五成患有攝護腺肥大，80歲以上男性，更是高達八成有攝護腺肥大的困擾，攝護腺肥大幾乎是老年男性的一種長壽病。

《男人的長壽病：攝護腺肥大預防與治療》這本書是攝護腺預防疾病的初階版，書中提醒讀者，攝護腺肥大除與年齡增加、荷爾蒙變化、攝取過多脂肪有關之外，與工作環境也大有關係。像是司機、廚師、老師等需久坐久站、易憋尿的職業就得當心，因為久坐或憋尿，都可能會惡化攝護腺疾病引發的排尿困難。

除此之外，常盯著電腦的上班族，也要盡量避免久坐，否則會使骨盆腔充血，出現更嚴重的排尿困難。

書中除了有攝護腺預防的最新研究及觀念，在治療及就醫上，亦有不少建議。《大家健康》雜誌有鑒於男性對此疾病常難以開口，在書中的最後一部針對「如何勸有排尿困擾的家人就醫 」及「長輩尿失禁不願『包尿布』，怎麼表達關懷」提出面對及溝通的實用內容，讓病患配偶或家屬閱讀本書，能有效的伸出援手。

# Part 1

# 說不出口的病，如何確診

1-1

# 頻尿、夜尿不只是小毛病 攝護腺肥大快就醫

隨著高齡化社會到來，攝護腺肥大儼然成為男性「長壽的煩惱」。別以為攝護腺肥大只會造成頻尿、夜尿等生活中的小困擾，若延誤治療，到後期恐引起尿毒症而要洗腎！男性朋友們千萬別再忽視解尿困擾，盡速就醫才能讓你自在度過晚年！

## 攝護腺肥大不是老男人專利 50多歲壯男也因此尿不出來

有些男性小時候可能有過這樣的經驗：幾個朋友站在

一起，打賭誰能朝某個目標尿得最準，或是比賽誰尿得最遠；但年過50歲以後，回想這些年輕時的畫面，卻只能搖頭望洋興嘆？有些男性解尿不再順暢，常要花一番力氣，甚至解尿後易滴滴答答，感覺解不乾淨而易頻尿、夜尿次數增多，這正是攝護腺肥大引發的小便困難症狀。

醫學上發現，男性50歲左右會開始出現攝護腺肥大的情況，發生比例隨年齡增加而逐漸增多，根據國民健康署統計，50至60歲男性，約有五成患有攝護腺肥大；80歲以上男性，更是高達八成有攝護腺肥大的困擾。

究竟攝護腺肥大的症狀有多常見？臺大醫院泌尿部醫師暨臺大醫學院泌尿科張宏江副教授表示，在他每月700多例的病人中，因攝護腺肥大症狀就診的病人約400多例。而臺大醫院泌尿部葉亭均醫師也指出，臺大泌尿部每年新診斷出的攝護腺肥大患者超過2000人，每年更有超過200台的攝護腺肥大手術。攝護腺肥大的症狀跟患者年紀呈正相關，年紀越大的民眾越需要留意。

## 攝護腺肥大不治療
## 恐面臨洗腎危機！

攝護腺肥大可透過藥物、手術治療，獲得顯著改善；延誤就醫時，除了增添排尿痛苦，也可能造成身體不可逆的傷害。葉亭均醫師舉例說明，曾有一位60多歲的先生，排尿困難、尿流細小的症狀超過三年，卻自行購買電視廣告的成藥服用，一直拖到食慾不振、腳腫、連走路都喘不過氣，才在家人強迫下就醫。

醫師檢查後發現他已經嚴重到雙側腎水腫導致「急性腎衰竭」，所以醫師緊急置入兩邊腎管引流、緊急洗腎三次，等到患者體內電解質趨於正常，再進行治療攝護腺肥大的手術。

所幸術後觀察，恢復良好，腎水腫解除，腎功能慢慢恢復，雖然腎功能無法恢復到跟正常人一樣好，但至少免於永久性的腎衰竭，日後只要小心保養，腎功能未再惡化，就不需要每週洗腎。手術刮除肥大的攝護腺後，排尿情況也大幅改善，解尿不再困擾患者生活。

不過，另一名80歲左右的患者就沒有這麼幸運了。這位患者除了攝護腺問題，長期服用心臟病、高血壓、糖尿病藥物，患者一天以上沒有排尿，被家人帶往醫院緊急治療。經過緊急腎管引流、洗腎，患者體內電解質恢復正常後，手術刮除肥大的攝護腺。但因患者身體機能較差，手術時間不能太長，僅能盡量刮除肥大組織，處理膀胱出口阻塞的問題，術後恢復較差，腎功能已無法回復，需要長期洗腎。

葉亭均醫師提醒，慢性病患者需要留意自己每天的尿量，如果大幅減少，就需要緊急就醫，像這名患者就醫前一天的尿量可能只有平常的一半，民眾必須提高警覺，才能避免憾事發生。

（採訪整理／蔡睿縈、黃翊宸、游伊甄）

## 1-2

# 攝護腺肥大會造成哪些排尿困擾？

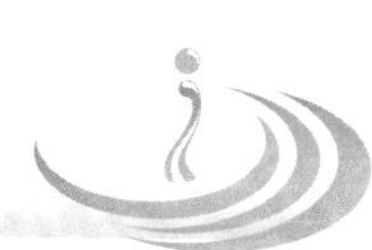

臺大醫院泌尿部主治醫師暨臺大醫學院泌尿科張宏江副教授表示，良性攝護腺肥大在醫學上的定義是，攝護腺腺體細胞增生腫大，擠壓尿道，使尿道阻塞，影響排尿，因而影響膀胱，出現過度敏感之刺激症狀，產生下泌尿道症候群（Lower Urinary Tract Symptoms, LUTS），如頻尿、夜尿次數增多、急尿、排尿費力、尿流細小、排尿慢且斷斷續續、排尿不乾淨，有餘尿感等症狀。

## 初、中期攝護腺肥大

## 造成 8 大排尿困擾

攝護腺肥大常見的典型症狀又可細分成8種，患者出現症狀的順序不一定相同，假如符合下列項目，應特別注意且持續觀察，若影響生活，建議立刻尋求泌尿科醫師診斷治療。

### 1. 尿流細小無力 細

張宏江主任表示，正常的尿道不受阻塞，排尿順暢。不過，當男性年過50歲以後，攝護腺開始肥大，尿道被攝護腺擠壓而變窄，尿流就會變得較細小無力。

### 2. 排尿時必須等待一陣子才解的出來 等

當尿道被攝護腺擠壓而變窄阻塞，小便時需等膀胱收縮力上升及括約肌鬆開（約5～30秒）才能啟動解尿。

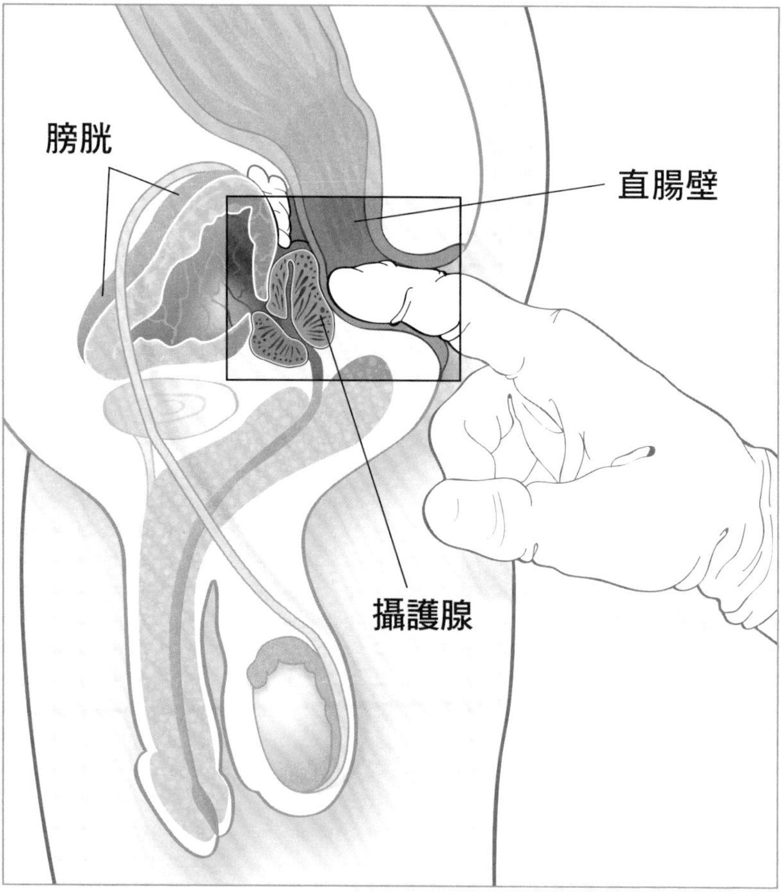

膀胱
直腸壁
攝護腺

男性獨有的攝護腺位在膀胱出口，包圍著尿道。

### 3. 解尿後會滴滴答答留下餘尿 滴

攝護腺肥大的人排尿後，尿液仍滴滴答答止不住，穿起褲子後，又滲尿在褲子裡。

### 4. 不好解尿，常要用力才能解尿 力

由於攝護腺肥大壓迫尿道，排尿時，膀胱必須用力地收縮才能把尿排出去，尤其是半夜如廁，必須靠肚子用力，才能順利把尿解出來。

### 5. 夜晚睡覺常需起床小便數次 夜

張宏江醫師說明，年紀大的人尿量本來就會增加，易有夜間頻尿的問題，若攝護腺肥大，膀胱裡殘尿多，膀胱很快又滿了，所以夜間起床解尿的頻率會大於1次以上。

### 6. 覺得膀胱裡的尿液無法完全排空 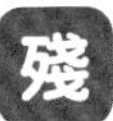

因排尿不順暢，尿不乾淨，所以有殘尿感。

### 7. 有來不及上廁所的尿急感 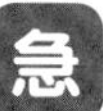

所謂的「尿急」是指有尿意時，若無法立刻去上廁所，會感覺膀胱裡有山洪快爆發，必須中斷當下的工作，立刻如廁，否則可能造成尿失禁。

### 8. 尿不乾淨，剛解完尿，2小時內又需再次解尿 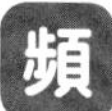

因排尿不順暢，易尿不乾淨，常要反覆上廁所。

**攝護腺3大功能：**
**助男性排尿、幫助精蟲活動、維持男性功能**

男性獨有的攝護腺（prostate，亦稱前列腺）位在膀胱出口，包圍著尿道。張宏江醫師表示，目前已知攝護腺有以下生理功能：

### 1. 括約肌的功能

攝護腺就像一個水庫的閘門，若攝護腺功能正常時，可控制尿流，讓男性正常如廁，以及導引精液射出。不過，當年紀越大，攝護腺的肌肉組織跟纖維組織增生，肥大的攝護腺包圍著尿道，會擠壓尿道，使尿道阻塞，影響排尿，這時患者會容易感到尿急卻尿不出來。

### 2. 外分泌腺的功能

可分泌攝護腺液，為精液的重要成分，幫助精蟲活動。

### 3. 內分泌腺的功能

男性荷爾蒙轉化為活性的二氫睪固酮（DHT），一大部分是在攝護腺內進行。

### 攝護腺肥大引發的２大類排尿困擾

#### 困擾1》阻塞性症狀

- 排尿需等一下，且要用力才能啟動
- 尿流細小無力、排尿慢且斷斷續續
- 排尿後滴尿，感覺解不乾淨，有餘尿感

#### 困擾2》刺激性症狀

- 頻尿
- 夜尿次數增多
- 急尿
- 尿失禁

## 晚期攝護腺肥大
## 延遲治療恐洗腎

當攝護腺肥大到了晚期，可能導致膀胱發炎、血尿、尿滯留，引發腎功能障礙、尿毒症，這時要盡快導尿並進行手術治療。

## ■膀胱發炎

當攝護腺肥大，膀胱出口開始堵塞，殘餘的尿變多，除了會頻繁的想上廁所，也容易孳生細菌，讓膀胱反覆發炎。

## ■血尿

膀胱發炎本身會導致血尿，加上攝護腺是一個充滿血管組織的構造，當攝護腺肥大時，或者同時服用抗凝血劑，也易造成出血。

## ■尿滯留

攝護腺肥大堵塞膀胱出口，以致每次膀胱逼尿肌都要用力收縮才能解尿，久而久之，膀胱肌肉肥厚增生，當膀胱收縮的能力已經達到極限時（俗稱膀胱無力），就無法再排尿出來，造成尿滯留。

當完全尿不出來，需要緊急到醫院導尿，以免久了可能導致腎功能障礙及尿毒症，這屬於攝護腺肥大很嚴重的後期症狀，非治療不可。

## ■腎功能障礙、尿毒症

為什麼會造成「腎功能障礙」？當膀胱的尿液排不出來，造成膀胱壓力升高，此壓力會傳回腎臟，使腎臟沒法正常的把尿液排出，就可能導致腎功能障礙及尿毒症。

很多60歲以上的老人家雖有排尿障礙，卻顧及面子而不願就醫，長期不理會、不治療的後果，會因頻尿、漏尿等問題，不願外出，喪失社交能力，也降低晚年生活品質。此外，長期慢性解尿困難會造成腎功能退化或增加洗腎風險，建議子女要多關心注意，才能避免遺憾發生。

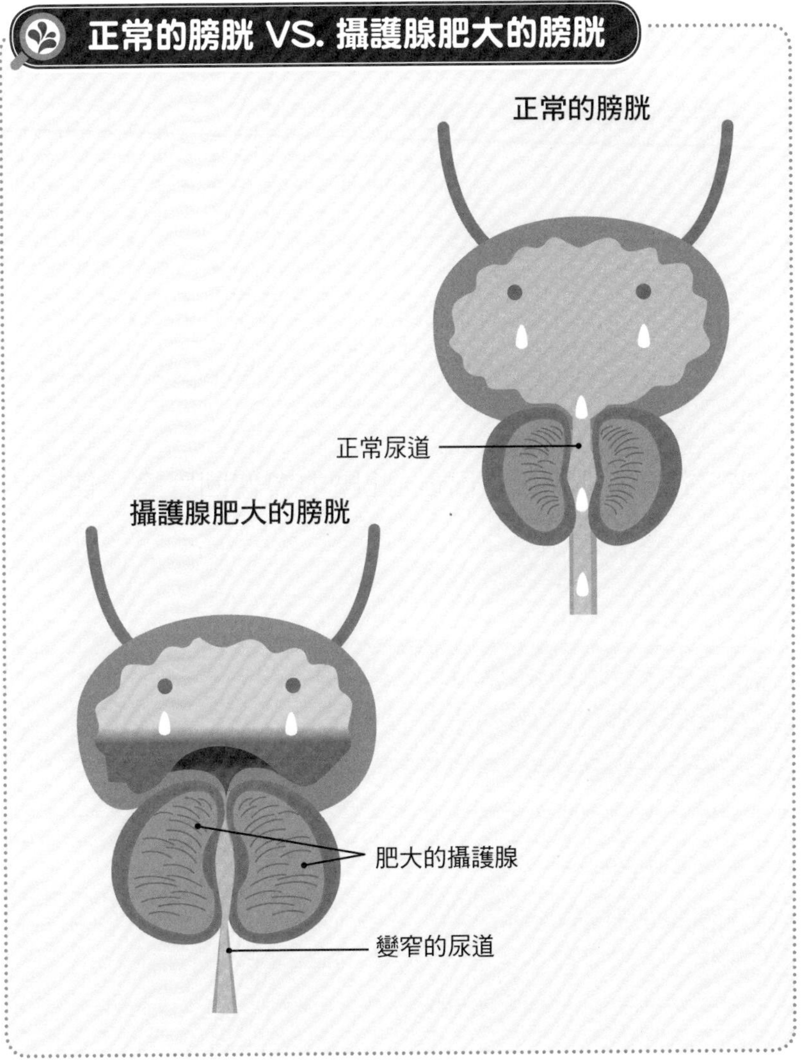
正常的膀胱 VS. 攝護腺肥大的膀胱
正常的膀胱
正常尿道
攝護腺肥大的膀胱
肥大的攝護腺
變窄的尿道

## 3分鐘自我評量：攝護腺肥大嚴重嗎？

**★國際攝護腺症狀指數評分表（International Prostate Symptom Score，簡稱IPSS）**

可自我評估是否該就醫。

| 國際前列腺症狀指數評分表（IPSS） | | | | | | |
|---|---|---|---|---|---|---|
| | 完全沒有 | 5次內不到1次 | 不超過一半 | 大約一半 | 超過一半次數 | 都是如此 |
| 1.過去1個月中，在您小便完畢後，幾次有殘尿感？ | 0 | 1 | 2 | 3 | 4 | 5 |
| 2.過去1個月中，在您小便完畢後，有幾次在2小時內又想再次小便？ | 0 | 1 | 2 | 3 | 4 | 5 |
| 3.過去1個月中，在您小便時，有幾次尿了又停，停了又尿？ | 0 | 1 | 2 | 3 | 4 | 5 |

| | | | | | | |
|---|---|---|---|---|---|---|
| 4.過去1個月中，您發現有幾次有急尿感，不太能憋尿？ | 0 | 1 | 2 | 3 | 4 | 5 |
| 5.過去1個月中，您有幾次尿流細小情形？ | 0 | 1 | 2 | 3 | 4 | 5 |
| 6.過去1個月中，您有幾次必須用力才能開始小便？ | 0 | 1 | 2 | 3 | 4 | 5 |
| 7.過去1個月中，從您開始上床睡覺到清晨起床這段時間，要起身小便幾次？ | 0 | 1 | 2 | 3 | 4 | 5次或以上 |
| 總分 | | | | | | |

**分數解析：**

- **20分到35分：**代表症狀很嚴重，應該要立即治療。
- **8到19分：**症狀中度，需要治療。
- **0到7分：**症狀很輕微。

### ★生活品質受排尿症狀影響程度評估表

除了上述的IPSS，還要依自己主觀的感受來填寫「生活品質受排尿症狀影響程度評估表」。

| | 非常好 | 好 | 大致滿意 | 尚可 | 不滿意 | 不愉快 | 很痛苦 |
|---|---|---|---|---|---|---|---|
| 假如按現在排尿情況，你覺得今後的生活品質如何？ | 0 | 1 | 2 | 3 | 4 | 5 | 6 |
| 評分 | | | | | | | |

若在日常生活中已出現以下症狀，**反覆性尿滯留、持續性血尿、反覆性尿路感染，或醫師發現有膀胱結石、腎功能受損**，建議必須盡快手術治療。

（採訪整理／蔡睿縈、黃翊宸）

1-3

# 診斷排尿障礙的方法與步驟

臺大醫院泌尿部暨臺大醫學院泌尿科教授蒲永孝主任指出，診斷排尿障礙的步驟如下：

1. 先詳細問診，包括國際上常用的症狀量表（國際攝護腺症狀分數, International Prostate Symptom Score, IPSS）
2. 身體檢查：包括肛門指診、下腹部及外陰部檢查。
3. 實驗室檢查：驗尿、抽血做攝護腺特異性抗原（Prostate specific antigen, PSA）及腎功能檢查。
4. 尿流速及排尿後的超音波殘尿量檢查。
5. 經直腸超音波檢查：若症狀嚴重或久未治療，需做腎臟超音波檢查。

6. 若治療效果不佳，或懷疑有其他因素，可能需要進行較複雜的尿流動力學檢查（須放置一導尿管，但不需要麻醉）。
7. 若懷疑有尿道狹窄或膀胱收縮力的問題，要做膀胱尿道鏡檢查（通常不需要麻醉）。
8. 以上任一檢查，若懷疑有攝護腺癌之可能，就會建議作攝護腺切片檢查。

## 了解檢查方式

經由詳細的問診，再依據病人症狀及檢查目的，泌尿科醫師會採取不同的檢查和檢驗方式。問診的內容主要根據國際攝護腺症狀量表，包括是否小便解不乾淨、是否不到兩小時就要去小便、小便是否斷斷續續、是否尿急就憋不住、是否小便無力，或要用力才能解出小便等，如有其他不適，在問診時須主動告知醫師。

## 肛門指診

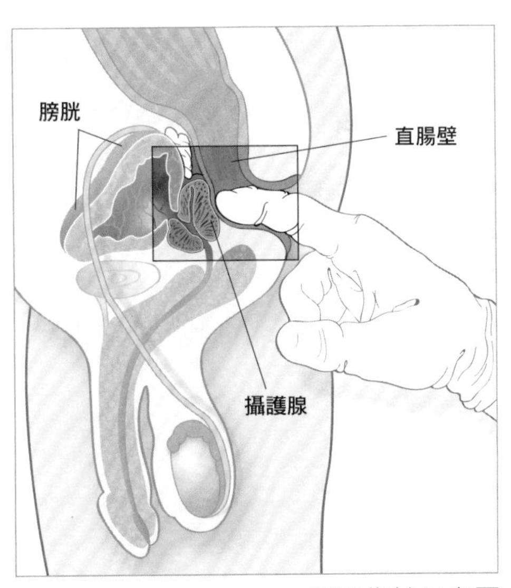

肛門指診示意圖

攝護腺在膀胱下方，直腸前方，醫師以一根手指伸進肛門就可以摸得到，患者會略感覺脹脹的，但這是相當安全的檢查方式，醫師可藉由觸診攝護腺，約略了解攝護腺的大小、形狀、質地、是否左右不對稱、是否有不正常硬塊等，可估計肥大程度及攝護腺癌的可能。到了泌尿科門診，有排尿的問題，一定會做肛門指診。一般建議50歲以上男性，至少每2～3年，應進行一次肛門指診。

有時面對屁股較胖，或攝護腺較深的病人，醫師只能摸到攝護腺下端尖端的部分，靠近膀胱的部分不容易摸到，為了瞭解整個攝護腺的狀況，醫師會安排經直腸超音波來檢查攝護腺（見以下段落）。

## 驗尿

驗尿主要是檢查有沒有尿路感染或血尿等狀況。攝護腺肥大，阻塞尿道時，可能會造成排尿不乾淨，容易有殘尿。而殘尿多時，容易滋生細菌，進而出現尿路感染。

## 抽血驗攝護腺特異抗原（PSA）

另一項例行檢查，是抽血驗「攝護腺特異抗原」

（即 PSA, prostate specific antigen）。臺灣從1987年開始引進PSA，現在已是非常普遍的檢驗項目，以臺大醫院為例，現在每個月有超過1,000人次做這項檢查。PSA是攝護腺疾病判別價值很高的腫瘤標誌，在臨床上被廣泛應用。蒲永孝主任指出，PSA可用在攝護腺癌的偵測、診斷及風險分期，還可以追蹤治療效果。

PSA雖然是攝護腺組織特有的一種分泌性蛋白，卻不是攝護腺「癌」特有的。許多攝護腺的良性疾病，包括攝護腺肥大症、急性或慢性攝護腺發炎、甚至攝護腺手術，都會使PSA上升，而臨床上懷疑有攝護腺癌的病人，或多或少

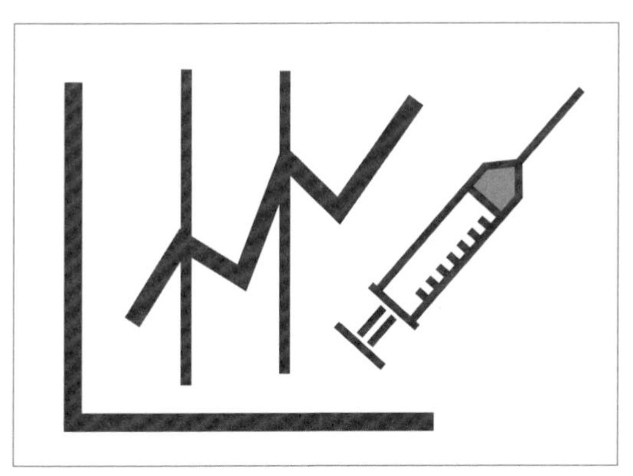

建議50歲以上男性，每1～2年做一次「肛門指診」及「抽血檢查PSA」，了解是否有攝護腺肥大或攝護腺癌。

也有不同程度的攝護腺肥大症，因此如何由PSA區分出攝護腺癌和攝護腺肥大症，也就格外的重要。

PSA和肛診是目前第一線家庭醫師或泌尿科醫師們，偵測攝護腺癌的重要工具。一般來說，PSA值隨著年齡升高，標準值也會逐漸升高，60到69歲以上的人，PSA正常值約小於4.5，70歲到79歲則小於6.5。臺大醫院的研究顯示，在臺灣，若PSA在4.0至10.0之間，切片發現有癌症的機會約20%。臺大醫院測得最高的PSA值是30,000 ng/ml（奈克／毫升），來自一位嚴重轉移性攝護腺癌之病人。偶而病人的PSA值，比正常參考值稍高，卻不是很高，例如在6到10之間，此時要不要進一步作攝護腺切片，以證實得了攝護腺癌，是一個複雜，而需要多方考量的臨床問題，要輔以其他方法檢查驗證。

簡而言之，當男性病人因為排尿障礙，第一次就診，我們會先做初步篩檢，肛門指診、驗尿和抽血檢驗PSA。如果有必要，也會進行腎臟功能檢查。

## 經直腸攝護腺（前列腺）超音波檢查

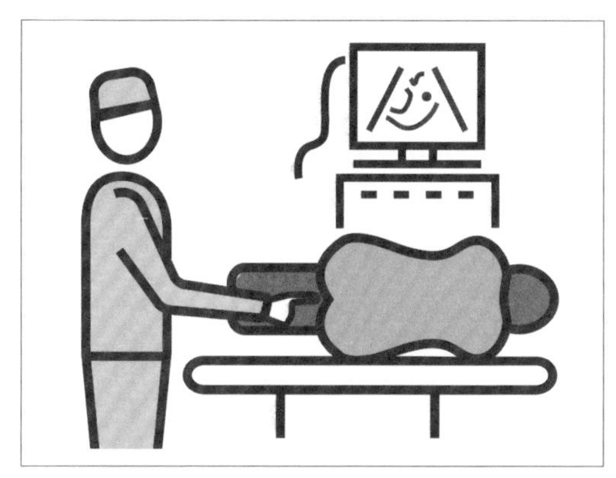

經直腸超音波檢查，可檢測攝護腺是否有鈣化或囊腫，不過要確定到底是不是攝護腺癌，醫師會建議患者接受經直腸攝護腺切片檢查。

經直腸超音波檢查，可以檢查攝護腺的大小、形狀、是否對稱，是否有鈣化或囊腫，內部構造是否有異常超音波訊號等。檢查時，病人側躺屈膝躬身，以超音波探頭（約一根手指頭粗細），經過潤滑，伸入肛門，掃描攝護腺，可以取得清晰的攝護腺影像。目前這種儀器檢查發展得很好，病人受檢時，不太會痛，五分鐘左右即可完成，很方便與普遍。可是，如果拿這個檢查來診斷有無攝護腺癌，則診斷效力沒有PSA或肛門指診好。

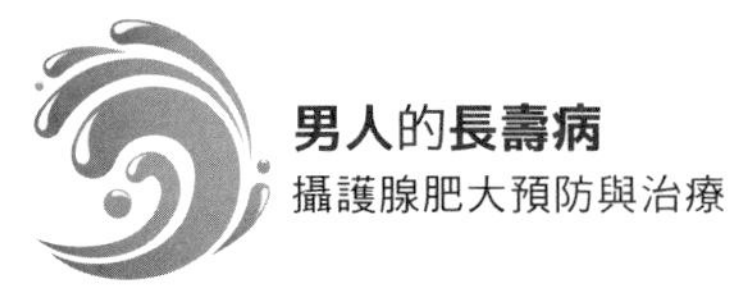


## 尿流速率檢查

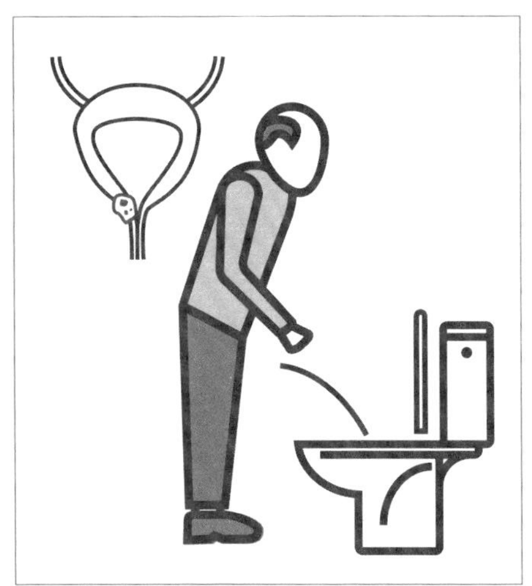
進行尿流速率檢查（又稱為「尿動力學分析」）前，受試者須適度飲水，待膀胱脹滿、欲排尿時，只要在尿流速測定儀盛尿器上解尿，監測器即可呈現出尿流速圖形。

為了要了解病人解尿時的速度，可以做尿流速率檢查（flow rate study）。這項檢查，是為了量化小便的流速、流量及分布曲線，以客觀評估病人的排尿狀況，也可以用來評估治療前後的差異。

病人要讓膀胱漲尿，約七至八分滿，再對著一個漏斗型，直徑約30公分的圓形承接器小便，從下方出口收集尿液流下的速度，就是病人的尿流速率。一般年輕男性，可解尿350至600 cc，最快速率可達每秒

20至30 cc，平均尿流速率則為每秒10至15 cc以上，解尿時間一般不超過30至40秒。但是，若有攝護腺阻塞或尿道狹窄，患者解尿速度甚至會低到每秒10毫升以下，或呈現斷斷續續的圖形（如圖一）。

◎圖一：

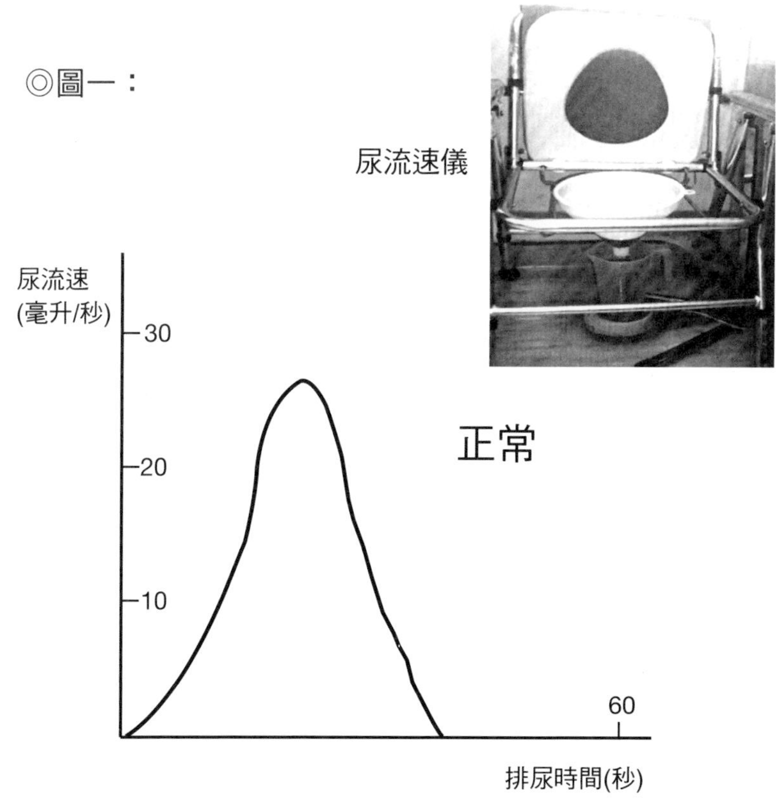

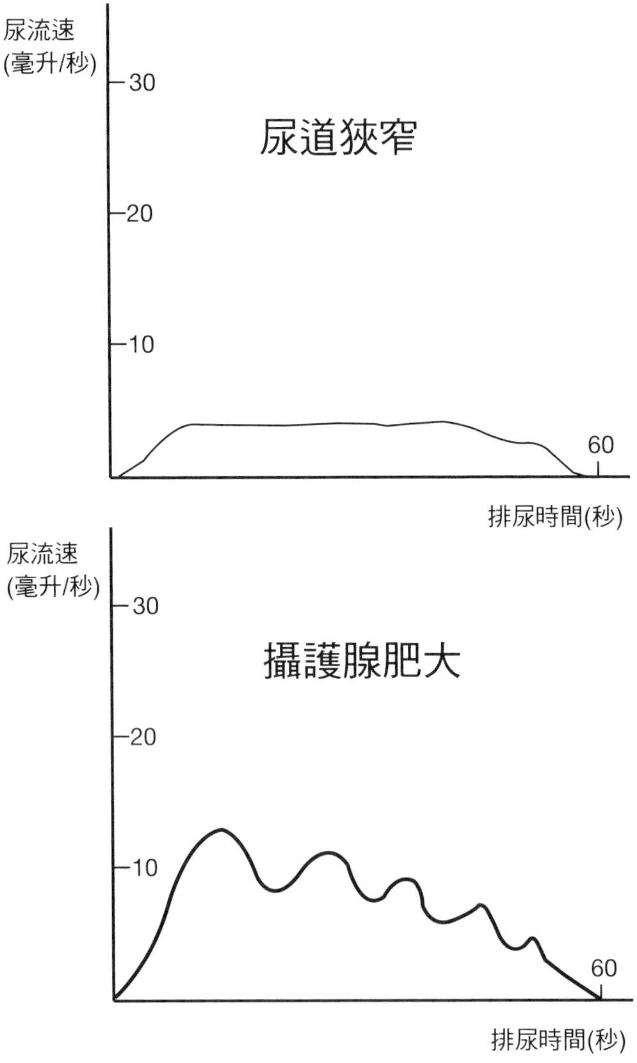

尿流速
(毫升/秒)
30
尿道狹窄
20
10
60
排尿時間(秒)

尿流速
(毫升/秒)
30
攝護腺肥大
20
10
60
排尿時間(秒)

## 進一步檢查辨別排尿障礙是否為其他泌尿道問題引起

除了攝護腺會引起排尿障礙之外，尿道狹窄、膀胱或尿道結石、膀胱收縮力減弱、膀胱過動症、神經性膀胱症、或泌尿道發炎，也會引起排尿障礙或小便症狀。

### ■尿道狹窄的排尿症狀

尿道狹窄的排尿症狀類似攝護腺肥大，因尿道發炎過，造成纖維化，管徑變小，使得尿流整段都很細小。至於良性攝護腺肥大病人，解尿則有時細，有時粗，與尿道狹窄一直很細小不太相同，但有時兩者仍不易區隔。臨床上，醫師可用尿道鏡去檢查患者有無尿道狹窄，或攝護腺肥大阻塞尿道的情形。如圖二之內視鏡圖片和手術示意圖。

◎圖二：

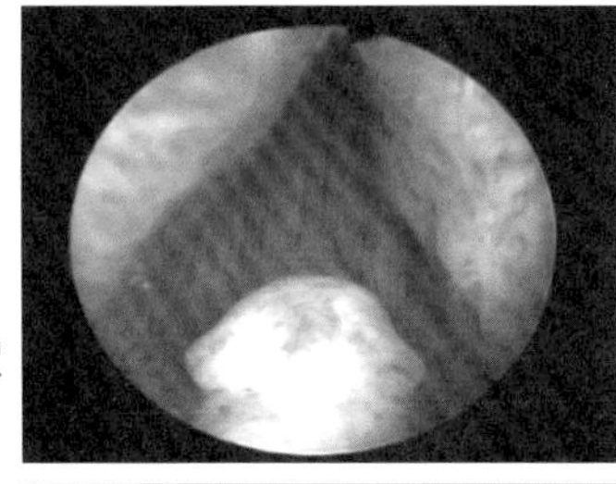

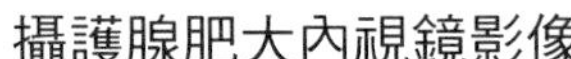
攝護腺肥大內視鏡影像

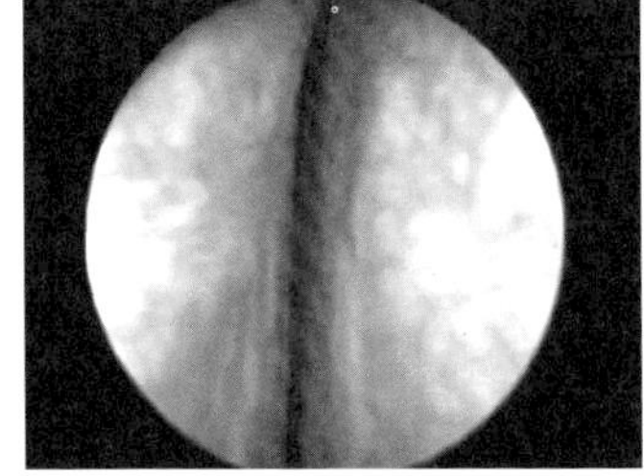
手術前

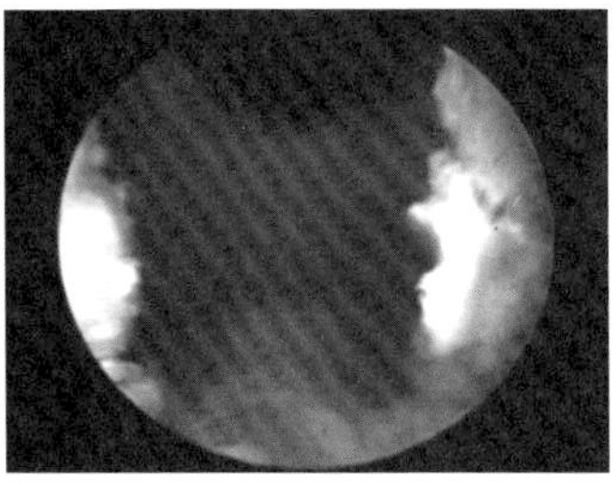
手術後

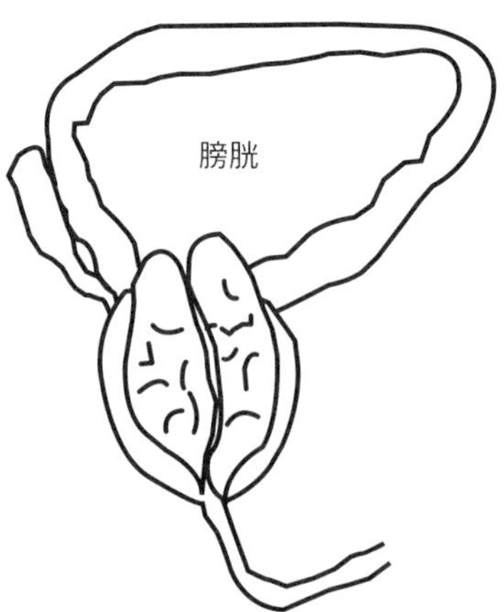

手術前攝護腺阻塞尿道

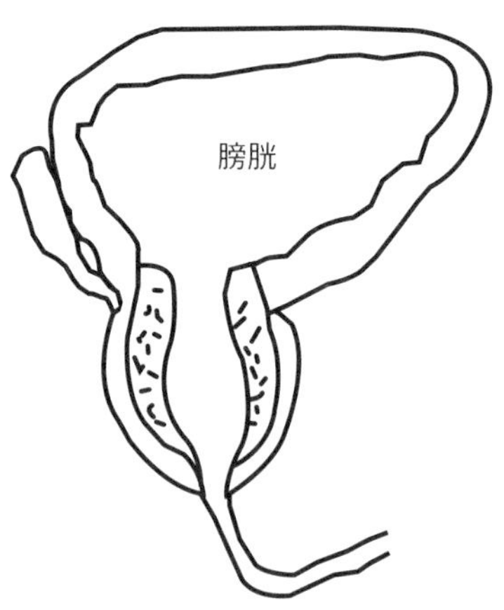

手術後尿道暢通

## ■膀胱結石的排尿症狀

當膀胱結石的病人身體直立時，尿道處於最下方，結石會卡在那兒，就像當你丟一個球到水槽，球會卡住水槽口，所以有時身體得稍微側躺，尿才解得出來。

## ■膀胱收縮力減弱的排尿症狀

因膀胱肌肉收縮力變差或喪失，造成小便困難的情況也很常見。例如糖尿病造成的神經性膀胱症（neurogenic bladder），或骨盆腔手術後（大腸、直腸或子宮切除術），神經被破壞，導致膀胱收縮不良，也會造成小便困難。

## ■神經性膀胱症的排尿症狀

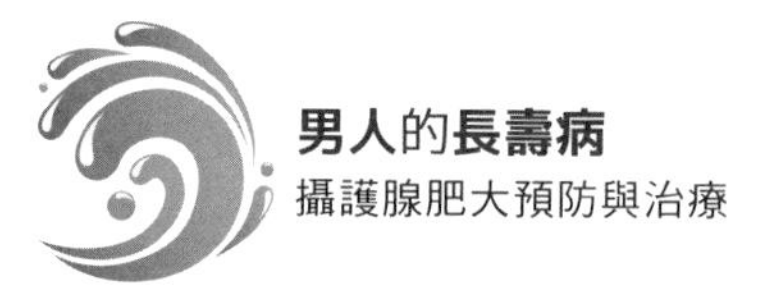


有神經性膀胱症的病人，其膀胱內膜不再是平滑的表面，膀胱壁呈現「小樑化」（trabeculation）。其成因是膀胱想要收縮，卻收縮不良，有些膀胱壁內的肌肉束就變得粗粗的，一條一條肥厚的肌肉束間，形成一個個的空洞，看起來就像交叉的屋樑，因此稱為小樑化，它代表膀胱收縮的功能已經很不好了。

小樑化也有可能是攝護腺肥大造成的，攝護腺肥大阻塞尿流久了之後，膀胱代償收縮的功能逐漸喪失，殘尿愈來愈多。臨床上，我們可用膀胱鏡去看有無小樑化，用尿道鏡去看尿道狹窄，或攝護腺肥大阻塞尿道的情形。

針對這些類似症狀，我們也可以進行「尿路動力學檢查」（urodynamic study），或稱為「膀胱動態機能檢查」。

## 尿路動力學檢查

目的是確定病人之膀胱功能、尿道括約肌協調情形，尿道壓力和綜合起來的解尿情形。

## （一）檢查膀胱壓力

檢驗方法：用一條很細的導尿軟管從受檢者尿道慢慢伸入膀胱，再緩慢灌入生理食鹽水，模擬膀胱漲尿的情形。當尿愈來愈漲時，膀胱會開始感覺到，也會逐漸有壓力上升。如果是正常人，壓力的上升較慢，有尿意感後，仍可繼續灌水。此時會請病人繼續憋尿，看膀胱最多可裝多少水，正常的膀胱容量大約400 cc到500cc，當膀胱的壓力愈來愈高，達到膀胱最滿的臨界點，就開始解尿。

如果膀胱儲存的機能差，裝沒多少尿，膀胱壓力就升得太高，因此膀胱容量變小，病人臨床上可能表現出頻尿或尿急等症狀。相反的，也有些患者因為長期尿道壓力太高或神經病變（例如糖尿病、中風等），造成膀胱力量很小，膀胱鬆弛，這些患者常會出現只解尿一點點，下腹卻很脹的狀況，即膀胱無力造成膀胱積尿太多。

### （二）檢查尿道壓力

將導尿軟管慢慢從膀胱內往外拉，當管子前端的測壓孔，拉到攝護腺部的尿道時，便能測量此部位之壓力。攝護腺肥大時，尿道受壓迫，會測到壓力增加；另外，攝護腺阻塞愈嚴重，壓力愈高。

### （三）藉由尿道外括約肌肌電圖<br>檢查控制排尿的括約肌，收縮是否正常

做法是用很細的針插入會陰部，或以電極貼片貼於

會陰部，測量想小便時（控制排尿的括約肌應放鬆）與不想小便時（括約肌應收縮）肌肉放電的圖形，看括約肌的收縮是否能配合小便的動作。

當尿量增多時，膀胱壓力應慢慢增加；到出現尿意、想解尿時，括約肌反而要放鬆；解尿後，括約肌會再度收縮起來。不過，在不正常的情形下，想小便時，括約肌會反常地收縮起來，解尿就變得不順暢。

## （四）檢查尿流速率

尿流速率檢查可以單獨進行，但其實這檢查也屬於尿動力學檢查的一部分。

尿流速率是要測量患者最快每秒能解多少cc的尿，以及平均每秒解多少尿。年輕人每秒解尿約30 cc，攝護腺肥大的人，每秒解尿可能僅有10 cc，甚至不到5 cc，因此會有尿流細小的現象。尿流細小是很主觀的名詞，尿流速率檢查能將此感覺呈現量化的數據，提供治療時的參考。

除了以上四大項目，醫師也會「測量殘餘尿量」，即患者是否完全將尿液解乾淨。

測量殘餘尿量，有兩種方法：第一種是「導尿」，另一種方法是解完尿之後，透過「超音波檢查」，測量膀胱的長、寬、高，將三者相乘，除以2即得。亦即「膀胱殘餘尿量」＝（膀胱內容積之長×寬×高）÷2。

總之，尿流動力學檢查是較詳細的檢查，不但檢查了膀胱，同時也檢查了尿道、攝護腺，而且健保有給付。不過，對攝護腺肥大患者而言，一般不需做到這種檢查，但是當治療效果不好，或可能有其他因素參與排尿障礙時，也會採取尿流動力學檢查進行診斷。

（採訪整理／大家健康雜誌編輯部）

# Part 2

# 夜間頻尿好擾人，怎麼改善

2-1

# 夜間多尿而失眠 當心意外發生率提高

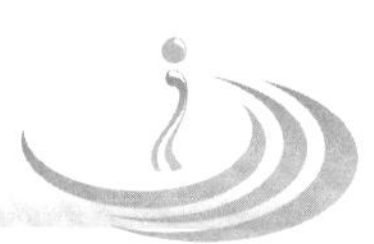

以如廁為題材的笑話不少，曾有個農夫在田地耕作，一隻烏鴉從他頭頂飛過，當場拉了一泡尿在農夫臉上。農夫氣得抬頭大罵：「出門不知道穿條褲子嗎！」烏鴉不甘示弱回嘴：「難道你從來沒有來不及脫褲子，就尿出來的經驗嗎？」這個無厘頭的笑話點出了有些疾病會造成「來不及脫褲子尿尿」的狀況。

另外一個和如廁有關的故事是：大陸影帝葛優某次請朋友吃飯，席間他離席上廁所，回來褲子前方竟濕了一大片。朋友好奇一問，葛優回說：「在上廁所時，身邊的人邊撒尿邊突然轉過頭，對我大喊『這不是葛優

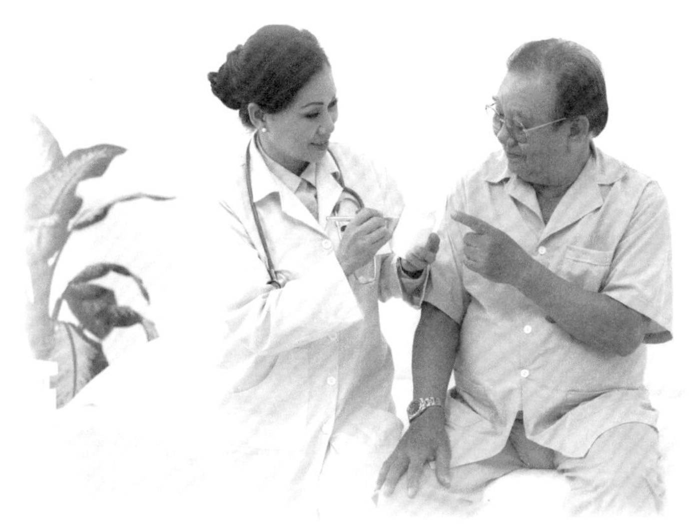

本報導配圖為設計攝影，純屬情境模擬。

嘛！』讓我嚇了一大跳。」其實葛優的例子在男性朋友身上並不少見，有些男性常常上廁所到一半，突然被認識的朋友大喊相認，一緊張分心，就容易出現尿濕褲子的情形。其實，男性尿濕褲子原因很多，從生理疾病到心理因素都有可能。看似是「膀胱過動症」所造成的急尿性尿失禁，其實跟夜尿症息息相關。

## 夜尿次數
## 隨年齡增長

嘉義長庚醫院外科部副部長暨醫療品管中心執行長陳志碩醫師表示，上了年紀的銀髮族，不論男女，都容易面臨到「夜尿」症狀。根據臨床統計，約有50%的50歲以上成年人承受著夜尿痛苦。若觀察香港的研究，從40歲到70歲，夜尿問題隨著年齡有增長趨勢；夜尿次數也隨著年齡逐漸增多。

成人之所以有「夜間頻繁起床解尿」的困擾，很大一部分是身體「老化」所引起，但若找到適合的治療方法，可以改善與控制夜間頻繁起床解尿的症狀，並非只能屈服於老化的結果。

## 起床夜尿精神恍惚
## 意外住院機率高

夜尿問題會造成的相關症狀通常有失眠、睡眠呼吸中止症等。另外，夜間頻繁起床尿尿，睡眠品質相對也會降低，造成白天注意力變遲緩，情緒也較為不穩定、肌肉緊繃與容易生氣，長久下來，身體免疫力就會變差，不少疾病就會因此出現。

有夜尿困擾的人，通常會合併尿急，如果晚上常急著起床尿尿，相對就很容易發生跌倒意外，增加骨折風險。而有些病人，症狀不只如此，還會有晚上尿量增加的困擾。

像年過耳順的唐伯伯，平日喜好泡茶聊天，最近卻夜尿頻繁，很久沒有一夜好眠，導致精神不濟，白天時常恍神。前幾天半夜，唐伯伯急著起床解尿，睡眼惺忪的他在浴室滑了一大跤，所幸家人及時發現、送醫處理，才沒有大礙。

相關研究統計指出，晚上起床尿1次，跟晚上起床尿3次，在整個年度的住院天數是有差異的。<u>晚上起床夜</u>

尿越多次者，因為跌倒意外住院的機率與天數，明顯比沒有夜尿者會增加很多。

## 夜間尿量多寡
## 如何評估？

在臨床上，我們會建議有夜尿困擾的患者，撰寫所謂「排尿日誌」，將尿量與解尿次數做個紀錄。假設一名患者，白天排尿量有1250cc，夜間排尿為954cc，可以從夜間尿量／日間尿量+夜間尿量的「夜間多尿指標」（NPi）公式，去推算該名患者的多尿指標為43.3%，超過了標準的1/3，從公式計算，可推斷這名患者有夜間多尿症的問題。但在計算「夜間多尿指標」，評估有無夜間多尿症問題時，晚上的尿量必須要包含早上起床的第一泡尿。

為何對某些人來說，晚上的尿量會特別多？這要先從尿液生成的生理去了解。尿液的形成，在於人體喝水進去，經過吸收與代謝之後，進入腎臟處理，就會形成尿液。

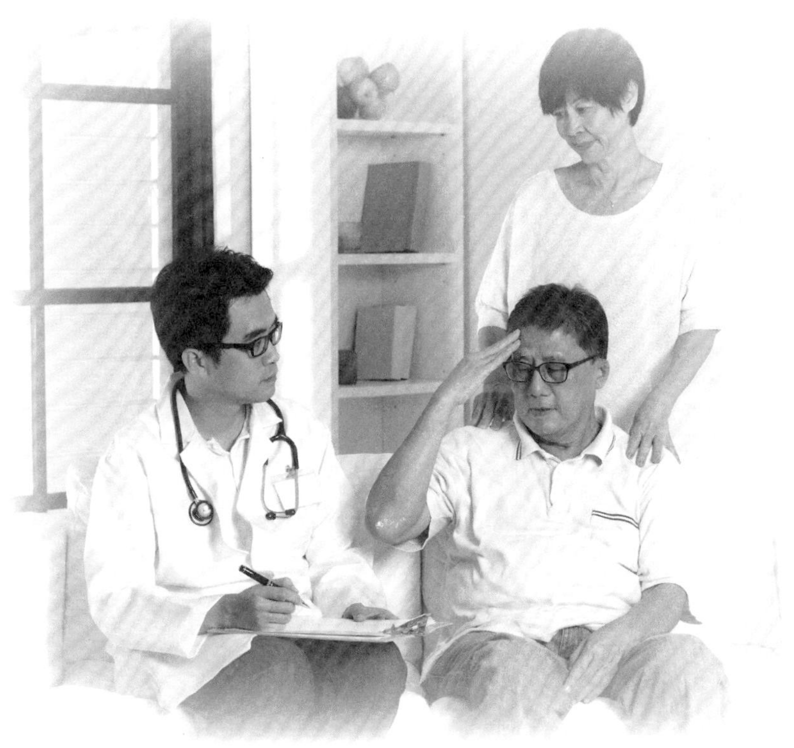

本報導配圖為設計攝影，純屬情境模擬。

## 夜間多尿
## ADH激素是關鍵

上了年紀的人，夜間比年輕人多尿，這與人體內ADH（抗利尿激素）的變化有關。ADH是一種人體荷爾蒙，年紀漸長時，ADH激素的分泌，在晚上時會減少，無法幫助身體發揮從尿意吸收水分的功能，夜間尿液因此增加，這是造成中老年人出現「夜間多尿症」的關鍵問題。也就是說，當ADH激素在夜間分泌不足、尿量變多、膀胱無法負荷這麼多的尿量，自然就必須頻繁的起床上廁所了。

是不是只有年齡問題，才會造成ADH激素分泌不足，釀成夜間多尿問題？其實，睡眠品質也是一項重點。有夜間失眠問題者，睡眠被阻斷的時間、頻率越多，ADH激素分泌就會越不足，連帶會使尿量增多，自然起床解尿的機會及次數也會增加。

所以對於有夜間多尿症問題的患者來說，臨床有些醫師會開立如迷你寧類ADH（抗利尿激素）藥物，讓身體能夠靠藥物的補充，改善夜間頻尿症狀。

## 夜晚入睡後，又起床解尿超過2次即為夜間多尿症

夜晚入睡後，起床解尿幾次算是夜間多尿，這是許多銀髮族群關心的問題。就臨床觀察來說，中老年人晚上入睡後，起床解尿的次數大於或等於2次，就必須正視夜間多尿問題。

計算夜間的小便次數，要扣掉早上起床的第一泡尿。假設從入睡到早上起床，共起床3次，最後一次是早上起床尿尿，其實真正夜間起床的小便次數，必須減掉起床的第一泡尿，只有2次。另外，夜間的尿量若透過「夜間多尿指標」（NPi）公式計算，超過1/3，即是

有夜間多尿症的問題。

造成夜間多尿症的病因，除了ADH激素分泌不足，還有餘尿造成的功能性膀胱容量減少。對於有攝護腺肥大問題的銀髮族來說，因為攝護腺肥大，導致解尿解不乾淨。假設膀胱可容納400cc的尿量，但因為攝護腺肥大，導致膀胱有250cc的餘尿殘留，因此會造成功能性膀胱減少。也就是說，當殘餘的餘尿越多，其功能性膀胱的容量就會減少，連帶使得解尿的次數，就會跟著變多。

另外，還有像是膀胱逼尿肌的過動反應，也會使得夜間頻尿症狀明顯，這時會建議病人，睡前應避免攝取如茶、咖啡與巧克力等刺激性食物。

其他造成夜間頻尿症狀明顯的原因，還包括充血性心臟衰竭，從心臟打出去的血液回不來，積在身體周邊組織，晚上睡覺時，血液從四肢回流到心臟再打出去，這時尿液的製造就會增加。

## 多尿症≠夜尿症

要澄清的是，多尿症不等於夜尿症，「多尿症」是指一天的尿量大於2800cc。不過，這有時與攝取的水量有關，假設一天喝了5000cc的水，扣掉新陳代謝的使用，再扣除流汗量（人體一天的無感流汗量，約會蒸發掉800cc），剩下的水量才會轉換成尿液，水喝越多，自然尿量就會增加。像糖尿病控制不好的人，有多渴問題，所以大量喝水，自然尿液也會增加。另外，尿崩症是一種神經或腎源問題，也會有多尿的症狀發生。

至於「夜尿症」是指晚上入睡後，仍一晚爬起來上廁所2次或2次以上，像有夜間失眠問題者，睡眠被阻斷的時間越多，ADH激素就越分泌不足，會使夜間尿量、解尿次數增多。而睡眠呼吸中止症的患者，其夜間多尿問題，也大多與ADH激素分泌不足有關。

## 醫學新發現 帕金森氏症病患比一般人易出現夜尿問題

為何罹患帕金森氏症的人，也會有夜尿問題？兩者間有何關係？根據臨床統計，42%的帕金森氏症患者，會有睡眠問題。其中，32%的人有失眠困擾，32%易作惡夢，15%白天昏昏欲睡。而對於帕金森氏症患者來說，之所以會有夜尿問題，其實絕大部分是與「快速動眼期異常行為有關」。

為何帕金森氏症患者會因「快速動眼期異常行為」而導致夜尿，背後原因是這類患者受疾病影響較難入眠，半夜常醒來，睡眠時間短，且醒來後較不好再入睡，白天容易因為夜間睡不好而打瞌睡，晚上入睡後，容易作惡夢、說夢話與夢遊。

所以，帕金森氏症患者半夜一直爬起來解尿，不是故意折騰家人，而是疾病所致，要接受醫師專業的建議與治療，才能有效控制病情。

（採訪整理／陳軒凡）

## 2-2
# 改善夜間頻尿靠這招

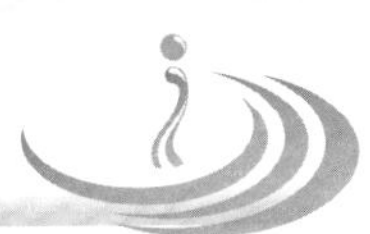

常常半夜睡到一半起床上廁所嗎？有時一個晚上甚至要跑個三四趟？想要一覺到天明真的好難！擾人的夜間頻尿，到底該怎麼改善？

對於上了年紀的銀髮族來說，不論男女，都容易面臨到「夜尿」症狀。根據臨床統計，約有50%的50歲以上成年人承受著夜尿痛苦。而究其原因，除了身體老化以外，不少疾病，甚至心理因素，也都會讓人有夜間多尿問題。從心理因素來說，像是焦慮、緊張，都會讓人不自覺一直有尿意；而生理因素方面，牽涉的層面更廣泛。

嘉義長庚醫院外科部副部長暨醫療品管中心執行長陳志碩醫師表示，一般診間，會請病人先驗尿，看有無

血尿、結石或腫瘤等情況；之後再評估有無像是膀胱逼尿肌不穩定、神經性病變、膀胱敏感、膀胱出口阻塞、或是老化等問題。

## 檢查診斷
## 揪出元凶

當提到夜尿原因，必須要去思考幾個問題。首先得思考是膀胱儲尿量減少，還是夜間的尿量增加。其中，探究「膀胱儲尿量減少」的原因時，又必須去分辨是「膀胱有效容積減少」還是「膀胱容量減少」。

對於有攝護腺肥大問題的男性患者，因為攝護腺肥大，擠壓到膀胱，導致尿液無法順利排出，尿液解不乾淨。**此時，攝護腺肥大患者除了會有殘尿感，膀胱裡因為有一部分的尿液沒有被順利排出，膀胱的有效容積就會減少，解尿次數就會增加。**

當出現「膀胱儲尿量減少」問題時，除了「膀胱有效容積減少」這項原因外，另一個要注意的還有「膀胱容量減少」。正常情況下，人體只會在膀胱脹滿時，才會產生尿意；但有膀胱過動症的病人，可能膀胱內只有1/3的尿量，卻有很想解尿的感覺，這時候就比較容易有夜尿或頻尿的問題。

而對於有「夜間尿液增加」問題的患者，則只要透過簡單的排尿日誌和相關檢查就可以診斷，並不需要住院檢查，至於荷爾蒙分泌不足的部分，目前很少做此檢查；當然夜間多尿也可能是因為心理、生理或是藥理的因素造成的夜尿。

## 藥物吃對時間
## 避免夜間多尿

提到藥物作用，陳志碩副部長以高血壓病人為例，有血壓問題的患者，臨床有時醫師會開利尿劑，如果睡前才吃下利尿劑，就會在睡前產生利尿作用，出現夜間多尿的問題。所以針對有高血壓必須吃利尿劑的患者，有時醫生會先檢視患者有無夜間多尿問題，如果沒有夜間多尿困擾，則會把利尿劑改開在早上讓病人吃。順應人體循環在夜間製造尿液，早上透過利尿劑，加速尿液排出。而有夜間多尿問題者，建議患者約下午2、3點，睡完午覺之後再吃利尿劑，這樣可方便患者在晚上入睡前，把膀胱內多餘的尿液排掉。

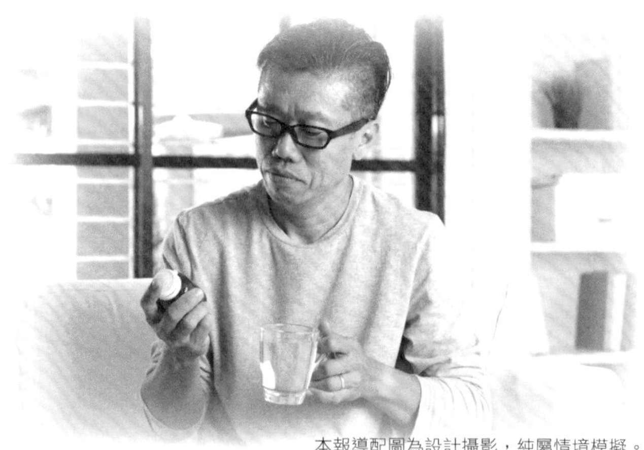

本報導配圖為設計攝影，純屬情境模擬。

## 適度飲水
## 每日1500cc至2000cc

醫師在診斷患者有無多尿或夜間多尿問題時，也會從飲食與身體的水分再吸收去評估。平常醫師會告誡病人「要多喝水，不要憋尿」，很多人就會拼命喝水，尤其是有結石患者，打完結石後會拼命喝水，想讓身體的結石排出。

為了清除結石喝水，醫師不會阻擋。臨床上，陳志碩醫師會建議病人最好喝3000cc以上的水，幫助結石排出；但如果沒有結石問題，一天的飲水量適度就好，約喝1500至2000cc剛好。

## 夜尿次數過多
## 當心是疾病警訊

對一個有夜尿、多尿困擾的病人來說，如果一個晚上，會爬起來上廁所2次或2次以上時，建議可找醫生，做一些理學檢查（如驗尿、X光或超音波檢查）與病史分析，先排除有無尿道感染、腫瘤，或是過度飲水問題。

再者，可透過撰寫「排尿日誌」，記錄自己夜間的尿量占一整天尿量的比率。如果50歲以上長者，夜間尿量占一天尿量比率大於33%，就算是有夜間多尿問題；50歲以下的青壯年族群，只要比率大於20%以上，也算是夜間多尿，必須積極治療，請醫師評估看看，是否有如ADH激素分泌不足、心臟衰竭、糖尿病失控、飲食或睡眠問題。

如果成人一天尿量已經超過2800cc，即符合醫學對於「多尿症」的定義，這時候就要去找出自己有沒有像是糖尿病、尿崩症，或是平常真的水喝太多，以每公斤乘上40cc，去估算自己正常的排尿量，超過此極限就可能有多尿症的問題。

除了看尿量解讀膀胱與解尿問題，還可以請醫師檢查評估自己的尿流速與殘尿量，這可幫助了解自己「尿得好不好」，以及知道膀胱的機能，是否尿得「有效率」。

而對於膀胱儲存有問題的患者，最常見的即是因為神經性病變所造成，像是困擾不少中老年人的帕金森氏症，也會有程度不一的夜尿症問題。

## 怎麼自我管理
## 才能減少夜尿

在自我管理上，我們能怎麼做到減少夜間多尿的問題呢？陳志碩副部長建議大家，一天的喝水總量，盡量不要超過3000cc；其次，咖啡因與酒精，最好盡量避免。如果真的要喝，最好控制飲用量，才不會造成水分攝取過多，出現多尿問題。

而有的感冒藥成分中，具有甲型阻斷劑，會刺激交感神經，比較容易造成解尿解不乾淨，餘尿增加，進而產生夜尿問題。

如果真的有夜尿問題，建議在睡前3、4小時，就不要再喝水，如此可減少夜尿的發生。平時也可試著撰寫「排尿日誌」，詳實記錄自己的喝水量、排尿量。

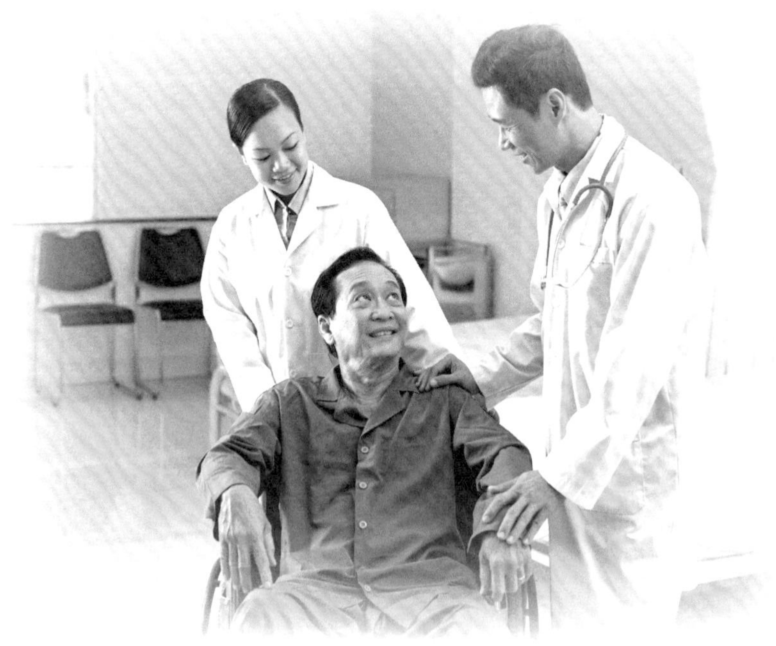

本報導配圖為設計攝影，純屬情境模擬。

對於「夜尿」的治療，會視引發的原因而有所不同。如果是「製造尿液」的問題，就應該是減少尿液的產生，治療方式就是要補充荷爾蒙，增加水分的再吸收；如果是膀胱過動問題，則要靠藥物治療膀胱過動症；如果是因攝護腺肥大，導致解尿不乾淨，則就需要透過藥物幫助尿液排空乾淨。對於個性緊張，心理因素所導致的夜尿問題，則要學習訓練自己的膀胱，控制排尿時間，才可望脫離夜尿、多尿問題。

## 藥物治療
## 定期追蹤

除了透過自我管理，對於有夜尿、多尿問題的患者，藥物可以怎麼治療？一般來說，臨床上醫師會針對因為ADH激素分泌不足的患者，給予Desmopressin（合成抗利尿激素）來治療；如果是因膀胱過動造成的多尿問題，則適合Anti-muscarinics（睡前抗膽鹼）的藥物；若是解尿解不乾淨，醫師則會視情況開立A-blocker（甲型阻斷劑）藥物。

在接受藥物治療時，除了耐心配合醫師指示，長者也要隨時留意泌尿科藥物與其他長期服用藥物間，加乘治療下可能產生的副作用；並要定期追蹤身體電解質與餘尿量，才能發揮最好的治療效果。

## 放任不管
## 當心雪球效應

對於有夜尿問題的各年齡層患者，如果長期放任夜尿問題不管，很容易會造成睡眠異常、血壓飆高；一個攝護腺肥大患者，晚上出現夜尿、解尿解不乾淨症狀時，夜間反覆起床解尿，無法得到好的休息，血壓自然降不下來；反覆起床也會吵到另一半，傷害夫妻關係，長者更會因此提高骨折機會與住院天數，不能不防。

夜尿的背後原因很多，不要把夜尿視為一個老化的結果，它只是一個過程，這是可以去控制與治療的。有夜尿問題者，不必一開始就尋求「藥物」治療，其實在夜尿的一開始，可透過一些行為方法，或是透過改變生活習慣等方式，都可獲得效果不錯的改善。

而對於靠藥物來治療多尿問題的患者來說，部分藥物會導致人體的鈉離子失調，建議可善用運動飲料，做適度的補充，維持電解質平衡，就能減輕藥物副作用發生的風險。

（採訪整理／陳軒凡）

## 排尿記錄單

| 姓名： | | | 病例號碼： | |
|---|---|---|---|---|
| 時期（第一天）： | | | | |
| 時間 | 尿量 | 喝水量 | 急尿感 | 漏尿 |
| 7-8 | | | | |
| 8-9 | | | | |
| 9-10 | | | | |
| 10-11 | | | | |
| 11-12 | | | | |
| 12-1 | | | | |
| 1-2 | | | | |
| 2-3 | | | | |
| 3-4 | | | | |
| 4-5 | | | | |
| 5-6 | | | | |
| 6-7 | | | | |
| 7-8 | | | | |
| 8-9 | | | | |
| 9-10 | | | | |
| 10-11 | | | | |
| 11-12 | | | | |
| 睡眠期間 | | | | |

| 時期（第二天）： | | | | |
|---|---|---|---|---|
| 時間 | 尿量 | 喝水量 | 急尿感 | 漏尿 |
| 7-8 | | | | |
| 8-9 | | | | |
| 9-10 | | | | |
| 10-11 | | | | |
| 11-12 | | | | |
| 12-1 | | | | |
| 1-2 | | | | |
| 2-3 | | | | |
| 3-4 | | | | |
| 4-5 | | | | |
| 5-6 | | | | |
| 6-7 | | | | |
| 7-8 | | | | |
| 8-9 | | | | |
| 9-10 | | | | |
| 10-11 | | | | |
| 11-12 | | | | |
| 睡眠期間 | | | | |

**時期（第三天）：**

| 時間 | 尿量 | 喝水量 | 急尿感 | 漏尿 |
|---|---|---|---|---|
| 7-8 | | | | |
| 8-9 | | | | |
| 9-10 | | | | |
| 10-11 | | | | |
| 11-12 | | | | |
| 12-1 | | | | |
| 1-2 | | | | |
| 2-3 | | | | |
| 3-4 | | | | |
| 4-5 | | | | |
| 5-6 | | | | |
| 6-7 | | | | |
| 7-8 | | | | |
| 8-9 | | | | |
| 9-10 | | | | |
| 10-11 | | | | |
| 11-12 | | | | |
| 睡眠 | | | | |
| 期間 | | | | |

資料提供／嘉義長庚醫院外科部副部長陳志碩醫師

2-3

# 你是攝護腺肥大高危險群？

年齡是導致攝護腺肥大的最主要原因，我們不能使時光倒流，然而，生活中還有其他危險因子是我們可以排除的，例如肥胖。臺大醫院泌尿部葉亭均醫師指出，研究發現體型肥胖的中老年男性，攝護腺的體積也會相對較大，排尿障礙的嚴重程度較高，可能是因為肥胖男性體內的雌性荷爾蒙濃度相對比較高的關係，當體內雄性荷爾蒙和雌性荷爾蒙比例發生變化時，就可能會刺激攝護腺細胞增生。

臺大醫院泌尿部呂育全醫師表示，目前並沒有研究數據可以說明肥胖者跟非肥胖者，各有多少比例會罹患攝護腺肥大。但是，根據2015年一篇中國的系統性研究

指出，在攝護腺肥大的患者中，同時罹患代謝症候群的病人相對於沒有代謝症候群的病人（編按：代謝症候群泛指男性腰圍90公分以上、高血壓、高血糖、高膽固醇）而言，其攝護腺大小多約10.15ml，而且，每年攝護腺增大的速率也比沒有罹患代謝症候群的病人還要快。可以發現肥胖及其伴隨的三高等問題，對於攝護腺肥大症狀有推波助瀾的效果，較非肥胖者惡化更快速。

**1分鐘小常識**

## 憋尿不會導致攝護腺肥大<br>卻可能使症狀惡化

民眾要養成良好排尿習慣，勿憋尿。雖然憋尿並不會導致攝護腺肥大的症狀，但卻可能使攝護腺肥大患者的症狀惡化。排尿困擾也可能不是攝護腺的問題，而是膀胱功能有狀況。膀胱就像一顆馬達，馬達有力，才能壓縮尿液解尿，長期憋尿造成膀胱容易發炎，膀胱功能變差，就可能出現排尿困擾。

攝護腺肥大患者解尿不容易完全排出，膀胱的殘尿可能比一般人多，一旦膀胱積尿多，就容易感染，進一步造成結石。臨床上，不少患者都是拖到因為結石而血尿的情況，才就醫。

是否有膀胱結石，是評估攝護腺肥大是否需要手術的指標之一。結石表示攝護腺肥大造成膀胱積尿的程度嚴重，需要手術做處理。另外，有腎臟或輸尿管等泌尿道結石者，結石可能被排到膀胱裡，如果再加上攝護腺肥大的積尿問題，因為電解質沉澱持續附著在晶體上，就更容易形成膀胱結石。這時候就需要手術，一併處理結石跟攝護腺肥大的問題。

（採訪整理／游伊甄）

## 2-4

# 攝護腺肥大會導致癌症？

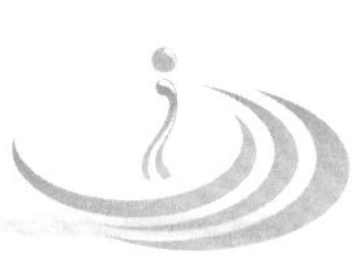

年過半百的男性，攝護腺幾乎有不同程度的肥大，而造成原因至今仍無定論，有些研究指出，與年齡增加、荷爾蒙變化息息相關。

攝護腺肥大並不是什麼要命的絕症，卻深深的影響著生活品質。許多人對於攝護腺存有不少疑慮，攝護腺肥大，是否跟攝護腺癌有關連？又該從何預防？下面我們請教了專業醫師，一一為你解惑有關攝護腺常見的問題。

## Q 哪些職業是攝護腺肥大高危險群？

## 正解》 運將（職業駕駛）、廚師（高溫環境工作人員）、老師等需久坐、久蹲、久站的職業。

患有攝護腺肥大的人最須避免久坐、久蹲、久站，因此，攝護腺疾病與工作環境絕對休戚相關。

臺大醫院泌尿部主任暨臺大醫學院泌尿科教授蒲永孝醫師提醒，計程車司機為了生計，大街小巷跑，不容易找停車點稍作休息或上廁所，因而久坐、憋尿，易使攝護腺疾病症狀惡化。

另外，在高溫環境下工作，好比鍋爐作業員或廚師，一到用餐時間，餐廳廚師忙得不可開交，喝水喘氣的時間有限。一旦流汗多，水又喝得少，尿相對比較少，就容易導致發炎。等到能休息喝水時，可能一下子喝太多水，導致膀胱膨脹過速，收縮力會減低，影響膀胱的收縮功能，因此可能會遺留大量殘尿，甚至完全解不出來。

學校老師也要格外留意，雖然有十分鐘下課時間，但是學生們可一窩蜂搶進廁所，老師則又要面對少數家長或問問題的學生，或處理行政事務，時間一耽擱，十分鐘過後又開始上課，責任感強的老師又不願遲到，只好繼續上五十分鐘的課，沒時間喝水或上廁所，同樣容易出現憋尿的狀況或引起發炎。

## Q 壓力會讓攝護腺肥大者更難解尿嗎？

**正解》 壓力與攝護腺肥大有關係，因此會造成解尿困難。**

蒲永孝醫師表示，膀胱頸（膀胱出口）與攝護腺部之尿道有甲型交感神經支配，人緊張時，甲型交感神經興奮，膀胱頸及攝護腺部尿道口徑變小，使尿道縮小，因此解尿困難。要特別釐清的是，壓力會影響攝護腺肥大的症狀，但是對肥大的程度或速度卻沒有影響。

如果本來就患有攝護腺肥大的人，平時要懂得解壓，尤其工作壓力大、工作時間長、在電腦前久坐的人，因為長時間固定的坐姿，會使骨盆腔充血情況更為嚴重，而出現更嚴重的小便症狀。

## Q 攝護腺肥大和性生活有關？

**正解》有相關，一般頻率的性生活不需太介意。**

臺大醫院泌尿科張宏江醫師指出，頻繁的性生活易讓攝護腺腫脹，腫脹可能導致排尿困難，但如果太過嚴苛，完全沒有性生活，精液沒有排出，也可能導致攝護腺腫脹，所以一般頻率的性生活，對於攝護腺肥大的病患來說是可以的。患者不需太介意性生活的次數，除非肥大的攝護腺已幾乎讓自己尿不出來，那時應該積極治療。

## Q 攝護腺肥大會導致癌症？

**正解》不會，醫學上認為兩者是不一樣的疾病。**

張宏江醫師說明，肥大的攝護腺不一定會導致攝護腺癌，罹患攝護腺癌不一定有攝護腺肥大，有的人得了攝護腺癌，攝護腺還是小小的，所以在診斷跟治療上，還是需要個別考量。

攝護腺肥大跟攝護腺癌，兩者沒有直接的相關性，但兩者都好發在60歲以上的人身上，且年紀愈大發生率愈高。由於兩者都好發在同一個年齡層，所以有攝護腺肥大症狀的人，除了要就醫進行「肛門指診」及「抽血檢查攝護腺特異抗原（PSA）」，確診是否有攝護腺肥大外，也可同時進行攝護腺癌的篩檢。

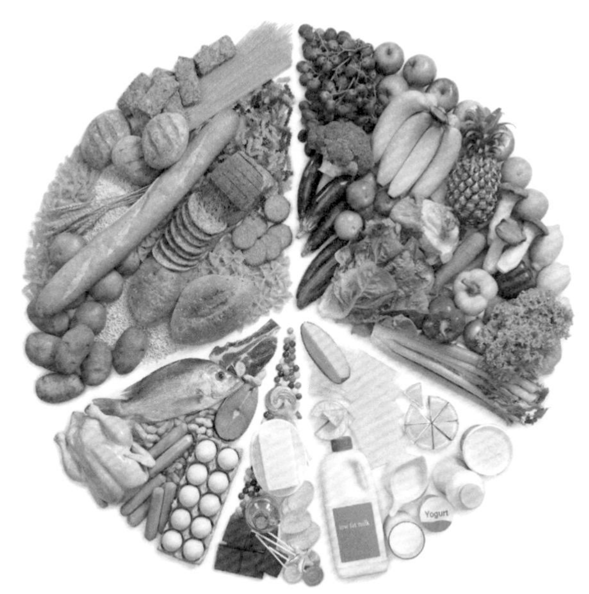

在均衡飲食的前提下，多吃富含植物性雌激素（如：黃豆、黃豆製品、豆漿等）及茄紅素（如：煮熟的番茄）的食物，可減少攝護腺肥大風險。

## Q 如何避免攝護腺肥大？

## 正解》避免高油脂食物，多吃富含植物性雌激素。

攝護腺肥大的患者常詢問醫師，回去該吃些什麼才能減緩攝護腺繼續肥大？

張宏江醫師解釋，促進攝護腺肥大的危險因子，目前醫學上還沒有完全定論，但經過實驗及臨床認證，發現高蛋白、高油脂、動物性的油脂（不包括Omega-3），會增加攝護腺肥大的風險。

假如想減少攝護腺肥大的風險，日常飲食可避免高油脂食物，在均衡飲食的前提下，多吃富含植物性雌激素（如：黃豆、黃豆製品、豆漿等）及茄紅素（如：煮熟的番茄）的食物。

## Q 有攝護腺肥大或攝護腺癌，要避免哪些飲食？

**正解》要避免含荷爾蒙飲食，及勿攝取過多脂肪。**

蒲永孝醫師表示，除了蜂膠、動物睪丸這些飲食含有荷爾蒙，可能改變體內荷爾蒙的平衡，因而可能影響攝護腺疾病的發展之外，其實早在六〇年代後期，就已經有許多研究證實，飲食與攝護腺疾病高度相關，尤其攝取過多脂肪，容易罹患攝護腺癌。

有一項實驗結果發現，大量存在於食用油和其他多元不飽和脂肪的亞麻油酸（linoleic acid）會刺激攝護腺癌細胞的生長，而且亞麻油酸的腫瘤轉移刺激作用是所有脂肪中最強的。

美國癌症學會曾針對75萬人進行調查研究，結果發現，肥胖者罹患致命性攝護腺癌的機率明顯高於標準體

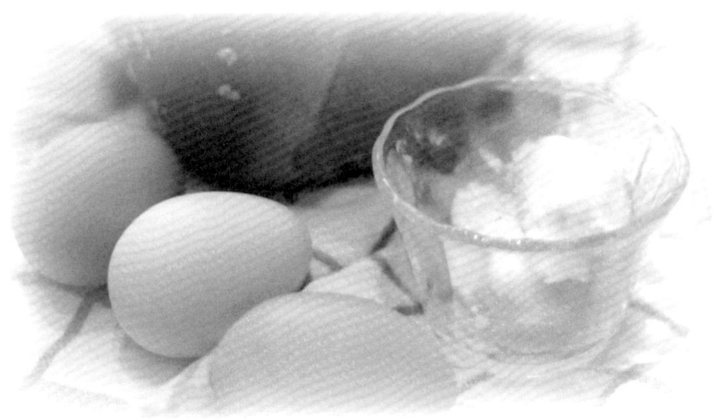

少吃高蛋白、高油脂、動物性的油脂（不包括Omega-3），
以免增加攝護腺肥大的風險。

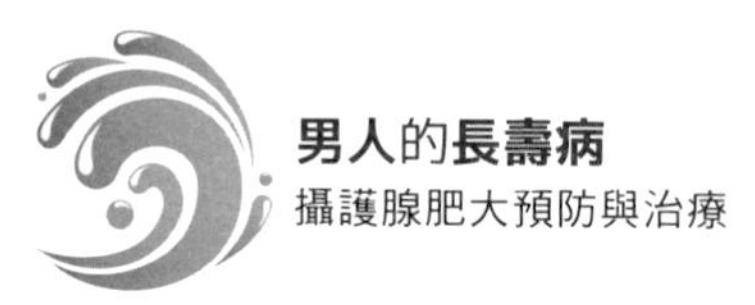


重的人。尤其當男性年紀愈來愈長，又經常坐著，少活動，體內的脂肪比例漸增，瘦肉漸少時，荷爾蒙濃度也會跟著發生變化，增加罹患攝護腺疾病的機會。

醫師建議，將飲食習慣改為少油、少鹽、少糖、高纖的飲食方式能降低某些脂肪酸的血中濃度，除了可能可以減緩攝護腺癌症的惡化，也可減少罹患攝護腺疾病的機會。

## Q 哪些藥物會加重攝護腺疾病的排尿困難？

**正解》 含抗組織胺、抗乙醯膽鹼和荷爾蒙製劑成分的食品或藥物。**

蒲永孝醫師分析，就攝護腺肥大來說，有幾種藥物應儘量避免，第一種是感冒藥中治療流鼻水、鼻塞的藥，含有抗組織胺的成分。第二種是暈車藥，也含有抗組織胺的成分。吃了能安定神經、易嗜睡。第三種是止瀉劑，內含抗乙醯膽鹼。

抗組織胺和抗乙醯膽鹼類的藥物，會使膀胱的收縮力量減弱，使尿液不易排空，甚至發生尿滯留，解不出尿來。因此，許多年紀大的男性，吃了感冒藥後，常常解尿突然變困難了，或是完全解不出尿來。

最後一項是荷爾蒙製劑，男性荷爾蒙就是一種攝護腺細胞的生長因子，如果有攝護腺疾病的症狀，尤其攝護腺癌或攝護腺肥大，應該避免使用男性荷爾蒙，以免

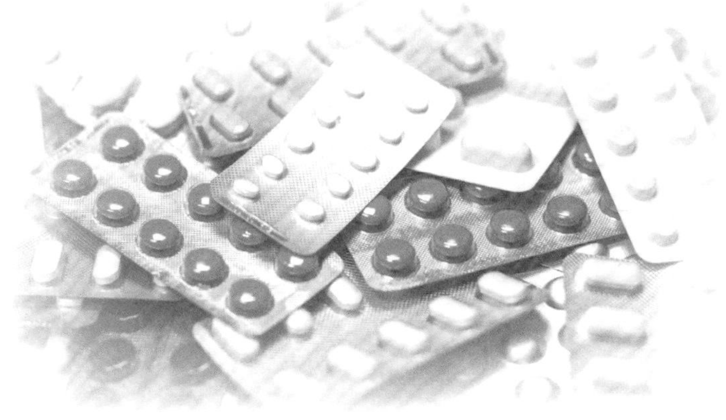

症狀惡化。有些植物或動物性荷爾蒙所隱藏的風險也經常被忽略，像是國人常使用的保健食物——蜂膠，或以為可以「吃什麼就補什麼」的動物睪丸，甚至胡亂使用中藥，這些都可能使原本已有的症狀更惡化，也可能增加罹患攝護腺疾病甚至攝護腺癌的風險。

## Q 若攝護腺造成生理困擾，拿掉可以嗎？

### 正解》可以拿掉攝護腺！

張宏江醫師說，有些年紀大的人會經由手術拿掉攝護腺，可能導致性功能些微喪失，但身體健康並無受到影響。

（採訪整理／蔡睿縈、黃翊宸）

2-5

# 避免攝護腺肥大 你吃對了嗎？

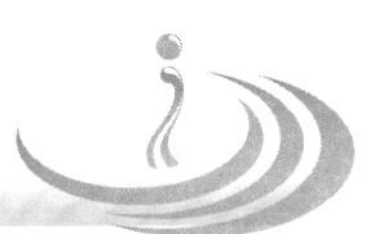

高血脂、高膽固醇會增加攝護腺肥大的風險，攝護腺肥大、攝護腺癌患者的飲食原則皆是「少油脂、高纖維、均衡飲食」，這也是一般民眾的飲食準則。在這個原則之下，吃哪些東西有助預防攝護腺癌？吃什麼可以減緩疾病進程呢？看看醫師怎麼說。

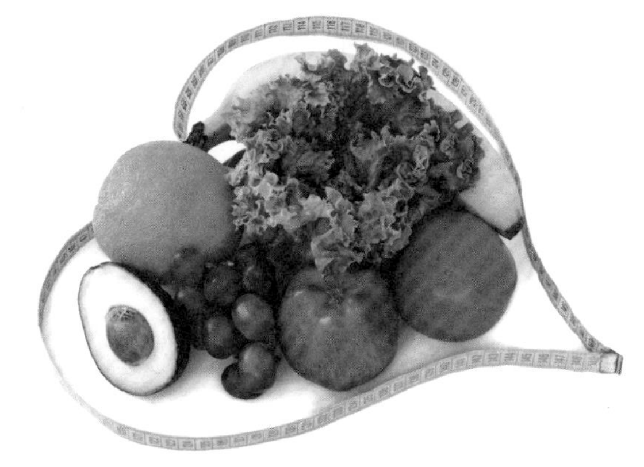

## Q 多吃豆漿等黃豆製品，能減少攝護腺肥大的風險嗎？

**正解》**是的。臺大醫院泌尿部主任暨臺大醫學院泌尿科教授蒲永孝醫師指出，黃豆製品含有植物雌性荷爾蒙（plant estrogen），具有對抗5 α 還原酵素的效果，因此，多吃豆漿、豆腐等黃豆製品可以抑制攝護腺的增生。相對地，動物睪丸含有雄性荷爾蒙，如果攝護腺肥大或攝護腺癌患者食用，可能會導致病情惡化。

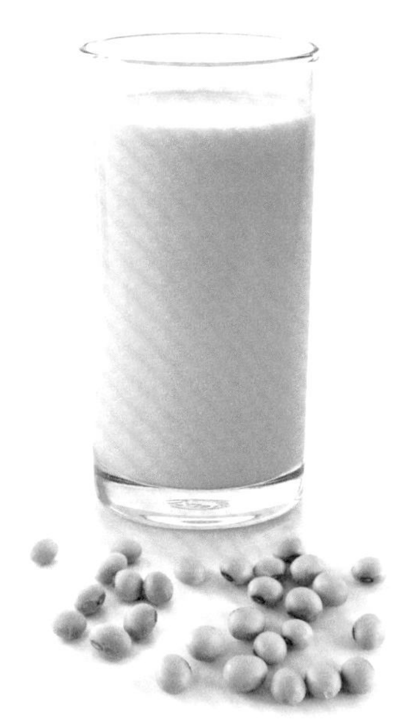

## Q 攝護腺肥大患者，日常服藥或到其他科就診

**時，應避免哪些藥物成分，才不會讓排尿困擾更嚴重？**

**正解》**患者在服用抗鼻塞（anti-congestant）的藥物時，應留意藥物成分是否含有pseudoephedrine（偽麻黃鹼），此成分會刺激α1交感神經受體，讓膀胱出口及尿道平滑肌收縮，可能導致急性尿滯留。此外，像是抗組織胺、三環抗憂鬱劑以及嗎啡類藥物等具有抗膽鹼作用的藥物，會阻斷膀胱逼尿肌上的副交感神經受體，使逼尿肌鬆弛，進而影響膀胱排空功能，造成急性尿滯留。

## Q 對攝護腺肥大患者來說，睡前喝水是好習慣嗎？

**正解》**不是。臺大醫院泌尿部葉亭均醫師表示，攝護腺肥大患者應該留意補充水分的時間，不宜在睡前大量飲水，尤其是對有頻尿、夜尿困擾的患者來說，這可能會造成尿滯留，讓不適症狀更嚴重。

（採訪整理／游伊甄）

## 提肛運動可以預防、延緩攝護線肥大嗎？

坊間有一說法是男性練習閉氣提肛可以預防、延緩攝護線肥大，臺大醫院泌尿部葉亭均醫師表示，做運動讓攝護腺縮小，是沒有根據的說法。

提肛運動可能可以改善膀胱的儲尿功能，對於頻尿、急尿有所幫助。但她建議，全身性的運動比提肛這樣的單一部位運動佳，例如以跑步等有氧運動來改善血脂，對於預防或是延緩攝護腺肥大病程才是有幫助的。

# Part 3

# 服藥或手術，哪個一勞永逸？

3-1

# 藥物控制治療 解決男人的難言之隱

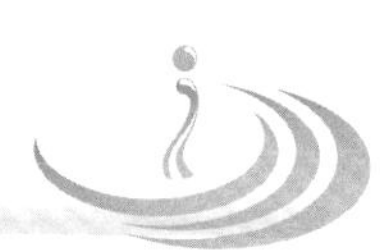

衛生福利部國民健康署統計，50歲以上男性，每2人就有1人有攝護腺肥大症狀，除了需要調整飲水方式及生活習慣，服用藥物時，又有哪些注意事項？

70歲的王伯伯，身體向來硬朗，只有輕微高血壓，稍微有點肥胖。然而最近經常尿急，卻拖了很久才尿得出來，也因此，每當朋友邀他出遊，愛面子的他都一概拒絕，平時在家裡，也不太喝水，深怕尿不出來。

臺灣尿失禁防治協會理事長、高雄長庚醫院泌尿外科莊燿吉教授表示，上述王伯伯是典型的攝護腺肥大案例，主要困擾是排尿困難，也因攝護腺肥大同時影響膀胱，而造成膀胱過動症，所以攝護腺和膀胱的問題常一併存在。

## 男性愈年長
## 愈有攝護腺肥大困擾

莊燿吉醫師指出，男性差不多50歲左右開始出現攝護腺肥大的情況，罹患比例隨年齡增加而逐漸增長，50至60歲的男性，約有40%至50%的機率，高於80歲的年長者則超過80%。國內目前很多醫療專科招不到住院醫生，但泌尿科往往是滿招，因為泌尿科的醫療正反映了臺灣面臨的人口老化問題，而創造出的需求。

攝護腺肥大所導致的排尿症狀，若長期不理會、不治療，會影響社交能力，降低晚年生活品質。如果比較年輕，因為排尿問題，工作、經濟能力與生活品質都會受到影響。莊燿吉醫師提醒，長期慢性尿滯留會造成腎功能退化或洗腎風險，目前這種情形在都會區比較少看到，但是家中如果有長輩獨居在鄉下的地方，容易缺少關心注意，往往發現時就已經面臨腎功能退化或洗腎後果。

## 改善習慣
## 恢復正常排尿

要幫長輩恢復暢流人生，必須先調整喝水方式、輔以吃藥，以及改善不良的小便習慣。

### ● 睡前少喝水

首先，從生活習慣下手，最簡單的就是睡前兩小時要少喝水，因為晚上起床如廁太多次，生活品質會受影響，隔天容易沒精神。晚上也必須減少食用茶葉、咖啡、蘇打水、酒類、水果等，建議吃飽飯後散散步，不要馬上坐下來，達到促進健康及排尿的地步。

莊燿吉醫師提醒，如果晚上解尿超過3次，代表身體可能出現問題，不只是攝護腺，例如高血壓、糖尿病、膀胱及心臟的問題，也會出現夜尿症狀。當夜尿現象較多時，表示身體狀況可能出現問題，老人家也易因夜尿次數多，增加摔倒等意外住院的機率，建議及早就醫檢查。

## ● 白天多喝水

人體70%由水組成，補充水分在促進代謝和排毒上很重要，上了年紀的人晚上要盡量少喝水，以免夜尿。莊燿吉醫師呼籲，白天千萬不要怕上廁所而不喝水，需適度補充水分，一般建議每日飲水量應為「體重x30cc」，且平均每個健康的人，一天尿量最好達到2000cc。若同時有膀胱過動症，平時需要練習憋一下尿，慢慢訓練膀胱容量變大；如果是小便困難，則不建議憋尿。

排尿是為了讓身體放輕鬆，有些人稍微有尿意就跑廁所，導致膀胱不太能儲尿，變得頻尿，久了容易尿失禁。有人認為，尿到一半停住可以鍛鍊骨盆底肌，久了以後肌肉會記憶，讓尿道括約肌不易放鬆。若常因工作不方便而長期憋尿，也會惡化攝護腺肥大引發的排尿不順困擾，以後也容易出現頻尿和尿失禁等問題。

**尿色的涵義**

小便的顏色偏淡黃色，代表尿液正常，比較深的顏色代表水分不夠，如果尿色接近透明，代表水分喝得太多。長期憋尿與慢性、反覆性的泌尿道感染有高度相關，有時會造成不可逆的彈性疲乏與排尿困難。

## 藥物治療
## 控制攝護腺肥大

假如只是輕微排尿困難，可以偶爾服用藥物控制。如果症狀嚴重，必須依靠藥物才能排尿時，就得長期用藥。莊燿吉醫師分析，下列3種藥物的安全性質相對較高：

## ■甲型交感神經阻斷劑

常見藥物為活路利淨、可迅、札特、定脈平、優列扶，莊燿吉醫師說，這類藥物會使攝護腺平滑肌放鬆，因此增加尿流速而減少症狀。但它沒辦法縮小攝護腺，也無法降低未來攝護腺手術的機率。

## ■適尿通

可減少攝護腺體積20～30%，但不是一下子就減少，而是要吃6個月以上，才能達到效果。好處是可降低未來需進行手術的機率，但副作用可能會造成性功能障礙。

## ■犀利士

犀利士原先是用來治療病人勃起障礙，後來又發現這種藥若使用低劑量，有助緩解排尿症狀。但副作用是會頭痛、腸胃不適，如果有心絞痛的病人並不建議使用此類硝酸鹽藥物。

### 控制攝護腺肥大的藥物

| 甲型交感神經阻斷劑 | 適尿通 | 犀利士 |
|---|---|---|
| 使攝護腺平滑肌放鬆，增加尿流速而減少症狀。 | 可減少攝護腺體積20～30%，需服用6個月以上才能達到效果。 | 使用低劑量，有助緩解排尿症狀。副作用會頭痛、腸胃不適。 |

## 藥物副作用 當心低血壓

若服用治療攝護腺肥大的甲型交感神經阻斷劑，血管也會接收到一部分藥物而放鬆，會使血壓降低。假如本身有高血壓，也會吃到這類的藥，例如可迅（藥名），可治療高血壓和攝護腺肥大兩種症狀。不過，莊燿吉醫師建議患者，服藥後，身體姿勢變化不要太快，不要蹲下去就馬上站起來，晚上起床上廁所時，一定要先坐著再爬起來，不要馬上站起身，因為可能會產生姿勢性的低血壓，造成頭暈跌倒。

過去有些特殊體質的病人，攝護腺症狀本來服藥控制得宜，卻在吃了含有交感神經興奮劑的感冒藥之後，變得沒有辦法排尿，這需要特別注意。另外，在生活上，要注意血壓、適當的飲水量，以及一些利尿的飲料必須斟酌使用，以免惡化排尿困難的症狀。

## 排尿症狀影響生活品質評估表

治療之後，生活品質是否改善，可依自己主觀的感受來評分，也許第一次來看醫生的時候，覺得解尿很辛苦，但吃過藥後，有所改善，覺得大致滿意，生活品質的分數就可從6分降為3分，表示有進步。

| | 非常好 | 好 | 大致滿意 | 尚可 | 不滿意 | 不愉快 | 很痛苦 |
|---|---|---|---|---|---|---|---|
| 如果以後的小便情形都保持和現在一樣，您覺得如何？ | 0 | 1 | 2 | 3 | 4 | 5 | 6 |
| 評分 | | | | | | | |

資料提供／臺大醫院泌尿部張宏江醫師

（採訪整理／蔡長峰、蔡睿縈）

3-2

# 攝護腺肥大
# 必須動刀才能搞定？

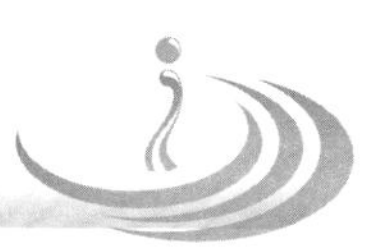

攝護腺肥大是男人最常見的泌尿疾病之一，通常治療初期採用藥物治療，大部分都可明顯減輕排尿問題；然而，當攝護腺組織繼續增生，藥物控制的成效愈來愈不明顯時，是否必須接受手術才能解決排尿障礙？

某老先生一進診間就問醫師，「我現在尿尿不太舒服、不太順，隔壁老王在某大醫院，花了15萬做雷射，效果還不錯，我也要做。」臺大醫院泌尿部戴槐青醫師分析，臺灣中老年男性面臨排尿問題，常常是相信「隔壁的人」、「親朋好友」所講的意見，但不夠相信醫護人員專業的建議；再者，不少民眾都喜歡與別人做「比

較」。小時候比誰的成績好；長大後常比誰開什麼車，誰的工作好；再老一點，就喜歡比誰的小孩有出息；更老一點的男性，連做攝護腺肥大手術，都要比是做健保的電刀好，還是做自費的雷射好，這些都是臺灣人在看病時，常犯的幾個問題。

有攝護腺肥大困擾的男性，常會有幾個困惑。最常見的就是，攝護腺肥大是不是都需要手術？戴槐青醫師表示，「當然不是！」並不是每位攝護腺肥大患者，都需要開刀才能改善。

戴槐青醫師根據臨床實際的治療現況解釋，有攝護腺肥大問題的男性，事實上只有大約一成、甚至十分之一不到的患者，真的需要積極手術治療。其他九成或較輕微的病人，大部分只要定期追蹤，不一定需要吃藥；即使需要吃藥，多數排尿有問題的病人，透過藥物都能得到良好控制。

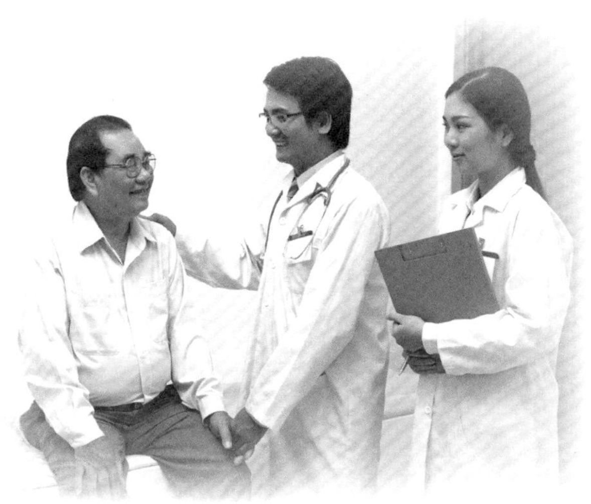

本報導配圖為設計攝影，純屬情境模擬。

## 什麼時機
## 才需手術治療？

有攝護腺肥大問題的男性患者，在什麼情況下才需要進行手術治療？戴槐青醫師提出以下評估指標：

### 1. 患者反覆急性尿滯留

第一個需要開刀的時機是患者反覆急性尿滯留，就是忽然想尿卻尿不出來，必須求醫靠導尿管才能解尿，但要排除掉患者因為服用感冒藥，或是服用精神科用藥所引起的急性尿滯留。

## 2. 腎水腫影響腎功能

反覆、長期的尿滯留，導致尿液逆流到腎臟，造成腎臟水腫，影響到腎臟功能，這些病友就需要手術治療。

## 3. 患者反覆泌尿道感染

若長期解尿解不乾淨，導致尿液長期積在膀胱內，造成泌尿道感染，長期、反覆的泌尿道感染，也是一項手術適應症。

## 4. 藥物治療效果不彰

若嘗試各種藥物且藥物的劑量使用到最大量後，還是有殘尿感、夜尿、尿不乾淨等問題，嚴重影響生活品質，可與醫師討論，評估是否改以手術治療。

## 5. 出現血尿或膀胱結石

攝護腺上豐富的血管因為攝護腺肥大破掉，出現血尿問題，要利用手術治療較能解決困擾。若長期尿滯留造成膀胱結石，這時除了需解決結石問題，一般也建議一併透過手術，解決攝護腺肥大這項病根。

## 攝護腺大小
## 考驗動刀技術

攝護腺肥大的「大小」嚴重度，並非決定進行攝護線手術適應症的標準；而是「反覆急性尿滯留」、「反覆泌尿道感染」、「腎水腫引發腎功能退化」、「藥物治療效果不佳」、「攝護腺肥大引發血尿或膀胱結石」這5大因素，才是真正需要手術的適應症。

一旦確定要進行手術，攝護腺的「大小」，就是手術的一項重要考量。攝護腺越腫大，手術的技巧、難度就越高；手術時間也會比較長；產生併發症的可能性也就越高。

## 傳統刮除手術VS.雷射汽化手術方式大同小異

戴槐青醫師提到攝護腺手術的過程，第一步必須先請麻醉科醫師進行麻醉，而臨床上攝護腺手術，多半以半身麻醉為主。麻醉、消毒之後，泌尿科醫師會把內視鏡插入患者尿道，並仔細檢視患者的尿道、攝護腺、括約肌與膀胱，看看這些部位有無如腫瘤、結石在裡面。

檢查之後，如果採傳統的手術治療攝護腺肥大，醫師會使用單極或雙極電刀，將阻塞的攝護腺組織，逐片刮除乾淨；如果採雷射治療，則以雷射光束，將攝護腺組織瞬間汽化、切割或是剝離。

當醫師把肥大的攝護腺組織一片片切除下來時，散落的組織可能會飄到膀胱裡，醫師會將這些組織清出來，再進行確實的止血動作。最後，在手術完成後，會幫病人放置一條導尿管，並持續注入生理食鹽水沖洗膀胱，避免血液在膀胱內凝固，造成尿道阻塞，並將患者推到恢復室休息，完成整個手術治療。

而從圖片觀察「經尿道電刀切除術」，不管是使用單極或是雙極電刀，可看到電刀前端，有個像是鐵環的設計，經由尿道進入攝護腺，把肥大的組織刮除，以達到治療目的；而「經尿道雷射手術」，其實手術方式大同小異，但是雷射所用的能量不太一樣，它是用雷射的光束，將攝護腺做一個瞬間的汽化、切割或是剝離的動作，肥大的攝護腺組織瞬間就不見了，雷射也可做一個止血動作，且止血效果比傳統治療更好。

## 經尿道電刀切除術

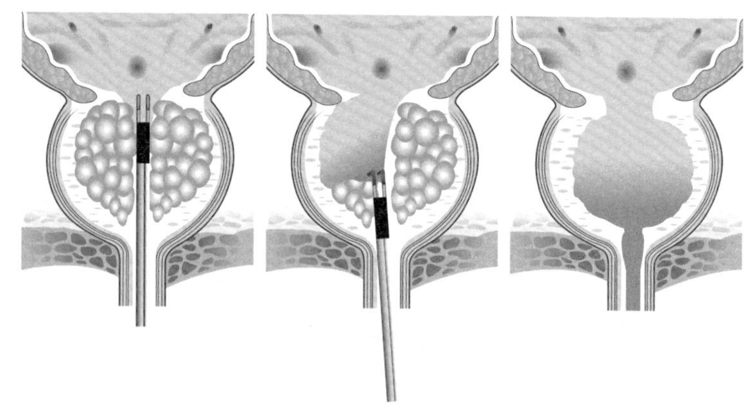

最左圖的「橢圓形」代表肥大的攝護腺組織，用電刀將肥大的攝護腺組織刮除，就能恢復尿道順暢。

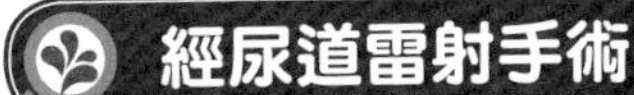


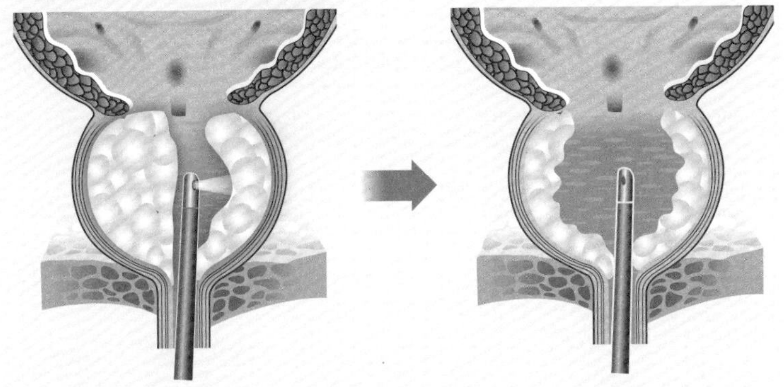

「經尿道雷射手術」是用雷射的光束將增生的攝護腺瞬間汽化、消除，雷射也可同時止血，其止血效果比傳統的電刀切除術更好。

手術大部分採半身麻醉，只有少部分患者經麻醉科醫師評估後，決定需要全身麻醉。患者在半身麻醉後，必須臥床休息6至8小時，待麻醉藥效退散再下床，以免跌倒；且因為處於平躺狀態，建議這段時間最好都禁食。

術後醫師會幫病患放置一根比較粗的特製三叉導尿管，以方便把生理食鹽水灌入體內，沖洗膀胱，避免手術後的血塊越長越大，把尿道塞住，待1至3天後，尿液變清澈了，不再排出血尿，就可以把導尿管撤除。

手術後剛開始拔除導尿管，患者會出現暫時性的頻尿、尿急、尿失禁、小便疼痛或是輕微血尿現象，等到傷口癒合越來越好，約2到4周之後，上述這些症狀，就會減輕很多，慢慢消失。

## 「攝護腺肥大手術」與「攝護腺癌手術」，有何不同？

臺大醫院泌尿部戴槐青醫師在幫病人做健康檢查的時候，常遇到老伯伯一躺上檢查檯，就直接跟醫師說：「醫師，我沒有攝護腺」，可是醫師怎麼摸，都沒有摸到切除攝護腺的傷口，其實這類病人是做了攝護腺刮除手術。

由圖可看到，接著尿道的是膀胱，膀胱下方是攝護腺，再往下的部位是括約肌。如果患者有惡性程度高的攝護腺癌，經評估後要進行攝護腺全切除手術，亦稱攝護腺根除性手術，就會將攝護腺全部拿掉後，再將膀胱和尿道縫合起來。

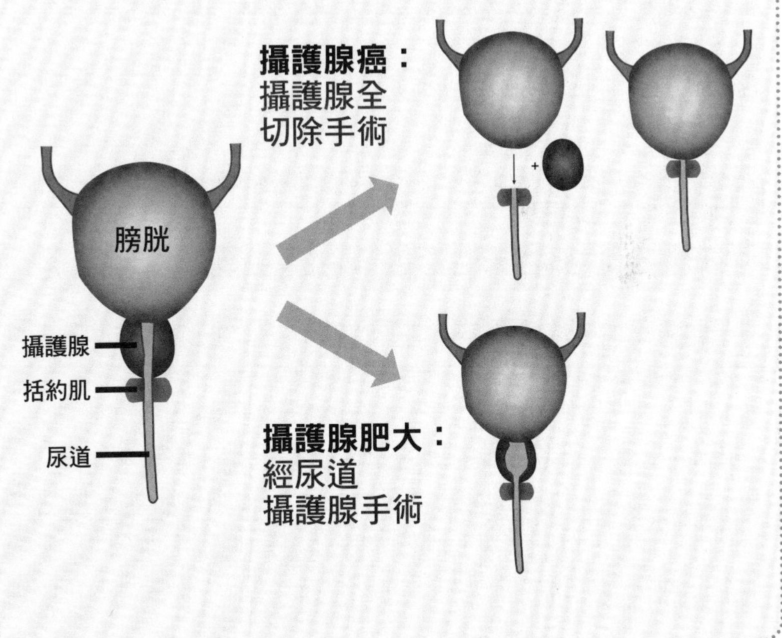

如果患者是攝護腺肥大嚴重影響排尿，需進行攝護腺肥大刮除手術，不管是透過雷射，或是傳統經尿道攝護腺手術，手術本身都沒有傷口。因為手術方式是經過尿道，像挖水果果肉一樣，把外觀的果皮（攝護腺外皮）留著，裡面的果肉（增生的攝護腺組織）刮除乾淨，所以攝護腺還在，只是攝護腺裡面變成一個空洞，不再壓迫尿道，可讓排尿變順暢。

所以，攝護腺癌與攝護腺肥大的手術方式完全不同，前者有傷口，且攝護腺會全部拿掉；後者沒有傷口，攝護腺也會保留。

（採訪整理／陳軒凡）

3-3

# 價差30倍 3種手術差在哪？

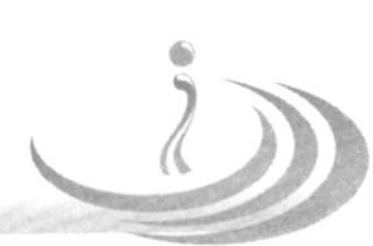

71歲的林先生，長期飽受攝護腺肥大的困擾。最近檢查發現攝護腺體積過大、尿路阻塞嚴重，必須開刀刮除攝護腺，卻猶豫手術進行的方式……。

攝護腺肥大患者就醫時，醫生會評估病人的嚴重程度和攝護腺的大小後，給予藥物治療，不過，倘若患者因長期攝護腺肥大已經損害腎功能，或是反覆出現尿滯留現象時，就得靠手術治療。

當患者已出現尿滯留、完全解不出尿，需置放導尿管，且已排除不是因為吃感冒藥、喝酒憋尿、腦中風或內科疾病所引起時，醫師多半會先開藥給患者，但如果是第2、3次出現尿滯留，就必須考慮接受手術。

治療攝護腺肥大的手術種類非常多種，目前最常執行的手術療法是「經尿道攝護腺刮除術」（TURP），這是最傳統、最經典的手術，手術方式可分為單極電刀與雙極電刀。另外，還有現在很夯的經尿道「雷射手術」治療。若攝護腺比較大，臨床上還可透過傳統開腹式的攝護腺切除術來進行治療。

### 3大治療攝護腺肥大手術比一比

| | 單極電刀刮除術 | 雙極電刀刮除術 | 雷射手術 |
|---|---|---|---|
| 麻醉 | 半身麻醉為主，少數為全身麻醉 | | |
| 手術時間 | 30～120分鐘 | 30～120分鐘 | 可能較長 |
| 手術沖洗用水 | 蒸餾水 | 生理食鹽水 | 生理食鹽水 |

| 發生水中毒之機會 | 1% | 不會 | 不會 |
|---|---|---|---|
| 輸血之比率 | 2% | 2% | <1% |
| 有無病理檢體 | 有 | 有 | 可能較少 |
| 適合病患 | 攝護腺20～80cc無重大疾病者 | 攝護腺40～60cc以上或有腎功能不佳等重大疾病者 | 攝護腺60cc以上有重大疾病，或凝血功能異常者 |
| 拔尿管時間 | 術後第3天 | 術後第3天 | 可能較短 |
| 住院天數 | 標準為5天4夜 | 標準為5天4夜 | 可能較短 |
| 自費或健保 | 健保給付 | 健保給付 | 自費約15萬元 |

圖／臺大醫院泌尿部戴槐青醫師提供

## 各有所長
## 探究3大手術差異性

攝護腺肥大影響排尿，「我要選擇電刀刮除增生的攝護腺組織，還是做雷射手術，汽化掉增生組織？是不是比較貴的手術方式，效果比較好？」前述是許多病友常有的疑問。其實，並非比較貴就比較好，臺大醫院泌尿部戴槐青醫師說明，必須針對個體的狀況進行評估，選擇不同的手術方法。以下簡單介紹3項手術的優缺點：

### ■ 麻醉方式&手術時間

麻醉方式大同小異。而在手術時間上，單極電刀與雙極電刀的時間差不多，差別只在沖洗與電刀使用不太一樣。手術時間依照攝護腺需刮除的大小，大約需花30

至120分鐘。雷射手術方面，因為雷射的刮除效率沒有傳統電刀手術這麼好，所以手術所需時間比較長。

## 手術沖洗用水

單極電刀是用蒸餾水（純水）沖洗，這是因為單極電刀的設計，以至於手術過程中，沖洗的用水不能有離子，只能使用蒸餾水沖洗。接受單極電刀刮除手術的患者，可能有1%的比例會因為使用蒸餾水，出現「水中毒」現象。

雙極電刀與雷射手術，則是使用生理食鹽水，比較不會出現水中毒的問題。

## 手術輸血

使用單極或雙極電刀，手術中需要輸血的比率約

2%；而雷射治療因止血效果較好，出血機率較低，需要輸血的機率小於1%。

## 病理檢體

由於單極電刀跟雙極電刀，都是把肥大的攝護腺組織慢慢刮除下來，所以可以採集到攝護腺的病理檢體，方便日後檢查有沒有攝護腺癌的可能；至於雷射手術，是瞬間的汽化刮除，有一部分的組織會瞬間被汽化掉，所以有時無法採集到病理檢體，或是只能採集到少部分的檢體。

## 適合病患

攝護腺的大小若是20至80cc，且沒有重大疾病者，可適用單極電刀治療；攝護腺的大小若是40至60cc以上，或有腎功能不佳等重大疾病者，傳統可採雙極電刀治療。而攝護腺在60cc以上，有重大疾病，或是凝血功能異常者，則比較建議採用雷射手術治療。

## 拔除尿管時間

一般使用單極或雙極電刀刮除肥大的攝護腺，約在手術後第2天就會拔除尿管。而雷射手術，因為止血效果較好，拔除尿管的時間，臨床上比傳統單極或雙極電

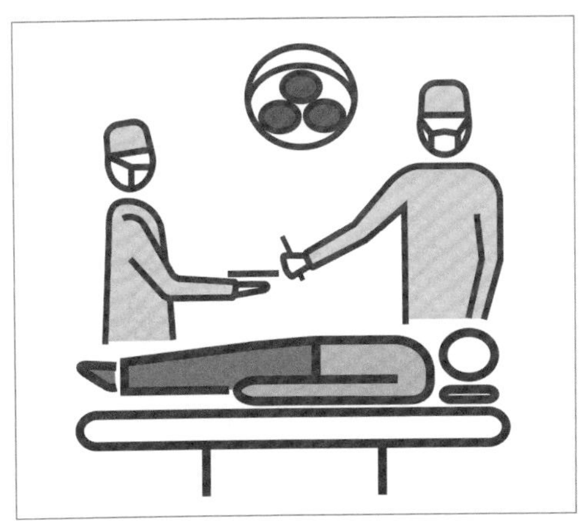

如果身體狀況好，傳統經尿道攝護腺電刀刮除術，是安全有效的手術方式，加上有健保給付，是目前治療攝護腺肥大手術中的「第一選擇」。若有服用抗凝血藥物，則建議接受可一邊手術、一邊止血的雷射手術。

刀的時間來得短，有的患者甚至術後隔天就可拔除尿管。

## 雷射和電刀價差達30倍
## 雷射手術並非完美

戴槐青醫師表示，雷射手術有4大優點：

1. 可以一邊切割、一邊做止血的動作，所以整體出血量較少，正在服用阿斯匹靈、保栓通等抗血小板製劑或是抗凝血藥物的患者，接受這種手術比較安全。
2. 雷射手術可用生理食鹽水當沖洗液，發生水中毒、低血鈉的機會比較低。
3. 接受雷射手術的患者，導尿管放置時間比較短，比起傳統手術可更快拔掉尿管，術後恢復快，住院時間也較短。

4. 使用雷射手術解決攝護腺肥大問題者，手術整體對於男性性功能的影響比較小。

不過，戴槐青醫師也說明，雷射手術並非完美，還是存在3個缺點。

1. 雷射手術切割攝護腺增生組織的效率，沒有傳統電刀手術來得好，所以開刀時間長。
2. 雷射手術在刮除肥大攝護腺過程中，一下子就把攝護腺給燒掉、汽化掉，有時沒有組織標本供病理檢查，無法再進一步化驗，確認自己有無攝護腺癌。如果PSA值較高，懷疑可能有攝護腺癌的患者，可考慮安排切片，切除部分攝護腺來檢查。
3. 費用較高。

就一般患者而言，**如果身體沒有太大問題，或雖然**

有一些慢性病，但病情控制得宜，傳統經尿道攝護腺電刀刮除術，是一種安全又有效的手術方式，是目前治療攝護腺肥大手術中的「黃金標準」與「第一選擇」。

不過，一些身體風險較高，例如年紀大、攝護腺體積特別大，或是身體狀況差、有吃抗凝血劑、抗血小板製劑，容易流血的病人，假如經濟條件許可，可考慮使用雷射手術。目前臺灣的健保並不給付用雷射手術治療攝護腺肥大，患者必須自費15萬至17萬元，才能進行治療。

## 手術副作用
## 風險與併發症

手術過程中，併發症與風險不可能百分之百沒有，進行治療攝護腺肥大手術的患者，可能面臨以下副作用：

## 手術死亡風險

這是手術最嚴重的併發症。根據統計，不管是做雷射或是傳統手術，其手術死亡率，也就是從開始開刀算起的1個月內，30天的死亡率大概有0.1%左右。也就是1千位進行攝護腺肥大手術的患者中，一個月之內，可能會出現1位死亡病例。

## 短期併發症

包括出血、尿路阻塞、感染、水中毒、肺水腫、腎衰竭、深層靜脈栓塞等。

攝護腺是一個血管分布很豐富的器官，所以在切除過程中一定會出血，所以出血是一個很常見的短期術後併發症。出血後，如果沒有及時將它沖洗出來，放任血塊塞在尿道或是膀胱，就容易出現尿路阻塞的問題。

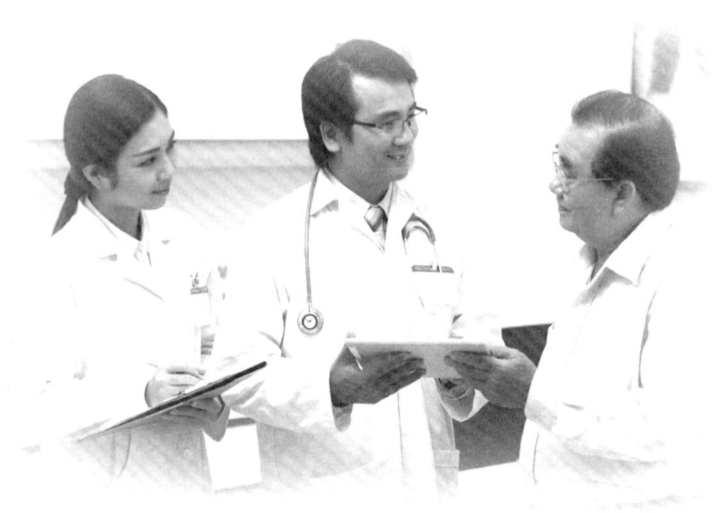

本報導配圖為設計攝影，純屬情境模擬。

其次，泌尿道感染，也是攝護腺肥大手術後，一項可能出現的短期併發症。另外約有1%的患者，會在術後出現很特別的「水中毒」併發症。而肺水腫、腎衰竭，或是腳部出現深層靜脈血栓等，也都是短期常見的術後併發症。

不過，臨床上病人多半都能在短時間內恢復，重新享受年輕時排尿暢快奔放的感覺。一般來說手術後，恢復到可以正常上班的時間（室內輕便工作）約1～2週，但若是從事較粗重的工作，則需要休息4週以上，以免又出血。

## 中長期併發症

包括尿失禁、逆行性射精、性功能障礙與膀胱頸或尿道狹窄等。

### ❶尿失禁

**★ 發生機率：臨床上不到1%。**

提到手術中長期的併發症，多數患者最擔心的就是「尿失禁」問題。戴槐青醫師臨床觀察發現，這項後遺症的發生率不到1%。

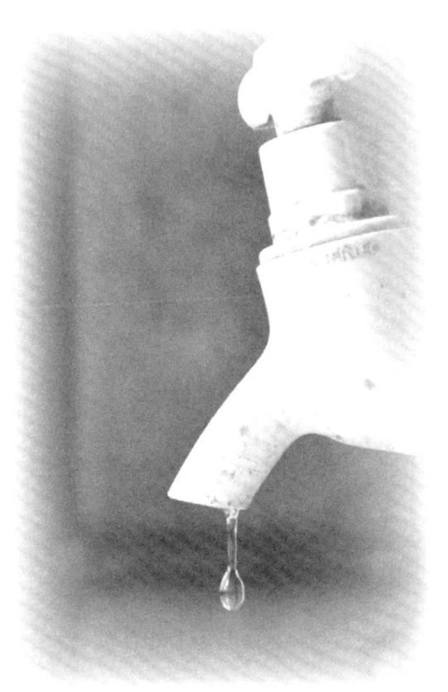

攝護腺肥大患者接受刮除手術，術後尿失禁機率，臨床上發現不到1%。

術後比較常見的尿失禁，其實是「急迫性尿失禁」。之所以會發生，是因為攝護腺裡面刮除的傷口，約要等1、2個月才會好，在此之前，尿液刺激傷口，就容易產生急迫性的尿失禁；或是開完刀，部分患者會有一點泌尿道感染；甚至有些患者，之前就因為攝護腺肥大，而有膀胱過動症問題，這些人都比較容易出現急迫性尿失禁問題。

## ❷ 逆行性射精

**★ 發生機率：有七到八成患者，中長期會出現逆行**

**性射精的問題。**

另一個術後中長期，多數男性會很關心的副作用是「逆行性射精」問題。男性一般射精只會「勇往直前」，但部分接受手術後的男性，因為攝護腺上方的膀胱頸被打開，導致射精時，可能會出現精液不往前跑，反而逆著往上衝到膀胱裡，之後再跟著尿液一起排出來。雖然這對身體無害，但性交射精時會感覺像是「空包彈」，沒什麼精液跑出來。

手術後有逆行性射精問題的男性，如果還有生育需求，就會造成困擾。所以男性如果還有生小孩的計畫，在開刀前，一定要與醫師周延的討論評估，決定一個最適合自己的治療方式。

### ❸ 性功能障礙

**★ 發生機率：約4％到40％的患者會手術後出現勃**

**起功能障礙。**

原因為電刀有電流，會因為電流穿過攝護腺外膜，傷害到勃起神經，所以造成勃起功能障礙。相比之下，使用雷射手術治療的患者，釀成勃起功能障礙的機率，比傳統手術低。

不過，勃起功能障礙有時還是與男性患者本身有糖尿病、高血壓等慢性疾病有關。術前性功能就不太好的男性，有可能開完刀後變得更差。

## ❹ 膀胱頸或尿道狹窄

**★ 發生機率：約有1％到5％患者，有膀胱頸或尿道狹窄問題。**

患者接受攝護腺肥大手術治療，勢必會因手術產生傷痕，傷痕復原過程中會產生疤痕，假如疤痕剛好長在開刀的地方，例如：疤痕剛好位於膀胱頸，就可能造成解尿困難；若疤痕在尿道處，就會導致尿道狹窄，甚至出現排尿困難。

所以，有些開完刀好幾年的病患，會覺得怎麼又不好解尿了，這時泌尿科醫師就應該意識到，患者傷口在幾年恢復後，可能出現膀胱頸或尿道狹窄的問題。如果有必要，可能又得透過手術，把膀胱頸切開，或是要將尿道定期做擴張，才能讓排尿重新恢復順暢。

接受經尿道攝護腺刮除手術的病友，絕大部分的解尿困難可得到立即的改善，平均的尿流率，每秒可增加5到10cc；填寫國際前列腺症狀指數評分表（IPSS）的分數可以降低30%，術後第一年的滿意度，多半可達到80%至90%。經過手術，大部分病友的阻塞性排尿症狀，會在術後明顯的改善，但部分病友仍會有刺激性的症狀，例如尿急、頻尿等，還是需要靠藥物進行控制。

基本上，曾經接受過傳統經尿道攝護腺切除手術的患者，一年內再開刀一次的比例，大約只有2.5%；5年內再開刀比例約有8%。至於接受雷射手術的患者，因為整體攝護腺清除的程度，效果沒有傳統電刀手術好，因此5年內再開刀的機率，大約是16%至22%左右，也就是5人中會有1人，5年內可能會需要再開刀一次。

（採訪整理／陳軒凡）

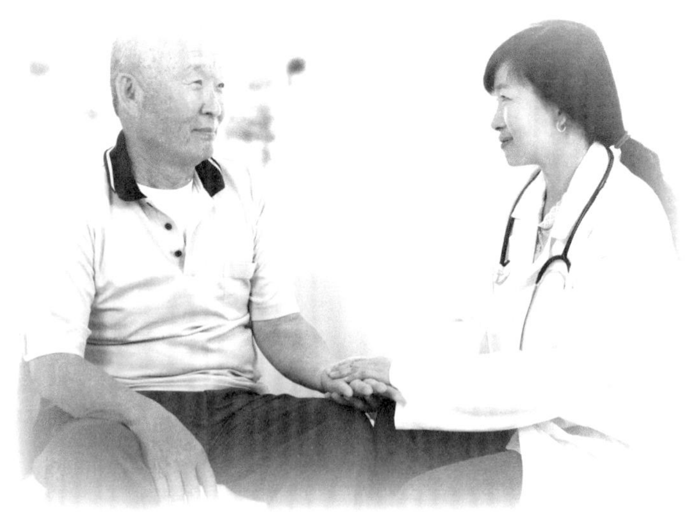

本報導配圖為設計攝影，純屬情境模擬。

3-4

# 手術後，怎麼保養攝護腺

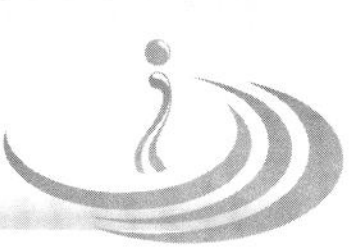

已接受攝護腺肥大切除手術的患者，之後該怎麼保護攝護腺，盡量避免攝護腺肥大問題再發生？可以從以下生活習慣去改善。

1. 多喝水，維持每天小便量大於2000cc：但這要看每個人的心臟與腎臟機能而定，但一般患者，還是希望能多喝水，協助排尿通暢。
2. 避免騎腳踏車、摩托車或跑步等激烈運動：騎車所坐的坐墊，可能壓迫攝護腺，也不建議搬重物，以防攝護腺傷口裂開，輕度散步是不錯選擇。
3. 4至6周內避免性生活，以免傷口出血，引起血尿。

4. 多吃蔬菜水果避免便祕，以免因為解便用力而造成血尿。
5. 與醫師討論，何時要恢復阿斯匹靈或其他抗血小板製劑或抗凝血劑。
6. 手術後，日後仍有攝護腺再肥大或攝護腺癌的可能，需每年定期追蹤。

（採訪整理／陳軒凡）

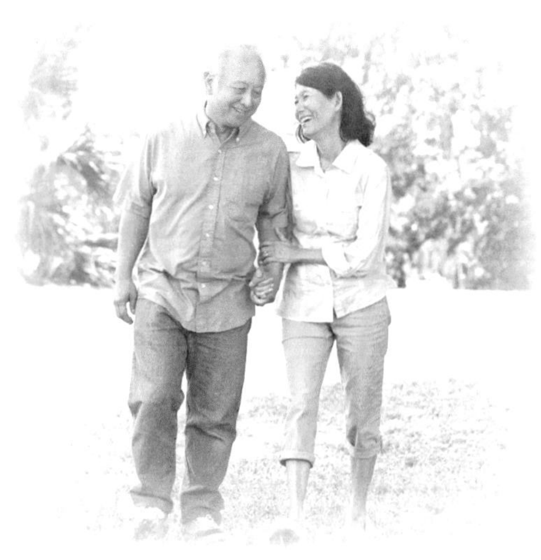

攝護腺肥大患者接受刮除手術後不建議搬重物，也要避免騎摩托車或跑步等，以防傷口裂開。若想運動，輕度散步是不錯選擇（本報導配圖為設計攝影，純屬情境模擬）。

# Part 4

# 家屬怎麼安撫患者身心

4-1

# 如何勸有排尿困擾的家人就醫

如何讓有排尿困擾的病患踏出就醫的第一步，這對病患家屬來說，常常是很大的困擾。臺北榮民總醫院精神部蔡佳芬醫師建議，可從當事人不願意就醫的理由著手。

## 推敲長輩不願就醫的原因
## 慢慢突破心防

很多民眾不願意到泌尿科、婦產科就醫，即使有病痛也選擇隱忍，往往是因為民眾對於性器官的不適羞於啟齒，認為對醫師吐露排尿困擾帶有特殊色彩，甚至

汙名化的成分。為了避免這樣的聯想，家人可用健康檢查、尿液篩檢、腎臟功能檢驗等說法，帶家人到醫院就診，跨出第一步

除此之外，老年病患經常發生的狀況是合理化自己的病症，認為「每個人老了都會這樣！」誤以為排尿困擾是老化的正常現象，因此拒絕就醫。對此，家屬可以柔性地說明，現在醫學進步，有更多新的方法可以改善不適，提醒「等到更不舒服才去醫院看診，可能小毛病已惡化成大問題」、或者提醒「我們就去看看，沒怎麼樣也沒什麼損失」。

有些長輩對於健康狀況採取相當消極的態度，認為如果有病，在不知情的情況下，反而不會煩心，不會感到痛，一旦提早發現，反而會膽顫心驚、心神不寧、讓自己憂心。蔡佳芬醫師分析，這現象是病患內心有所擔憂，而採取逃避、不處理的方式回應，害怕看醫生後，檢查出比他想像得更嚴重的疾病。

## 孫子撒嬌勸阿公就醫
## 老人家通常難招架

病患家屬可善用自己的溝通特質，用不同的溝通技巧來應對。例如：感情好的夫妻，太太可以使用哀兵政策勸先生去看醫生：「我希望你可以去看醫生，不然你以後如果怎麼樣，丟我一個人怎麼辦？為了讓我安心，你一定要去做個檢查，醫生說正常，我就安心了。」先生通常會被苦肉計說服：「你都這麼說了，好啦、好啦。」又或者派出孫子、孫女撒嬌，對阿公說：「我們去看泌尿科醫生，阿公跟我們一樣頭好壯壯，才能常帶我出去玩。」

子女也可運用別人的案例來做話題的引言，例如：同事的父母親或隔壁鄰居也有排尿的困擾，後來去看了醫生治好了。最後再補上一句：「這位醫生很難掛號，我花了好多時間才掛到號，你一定要去看。」如果這一

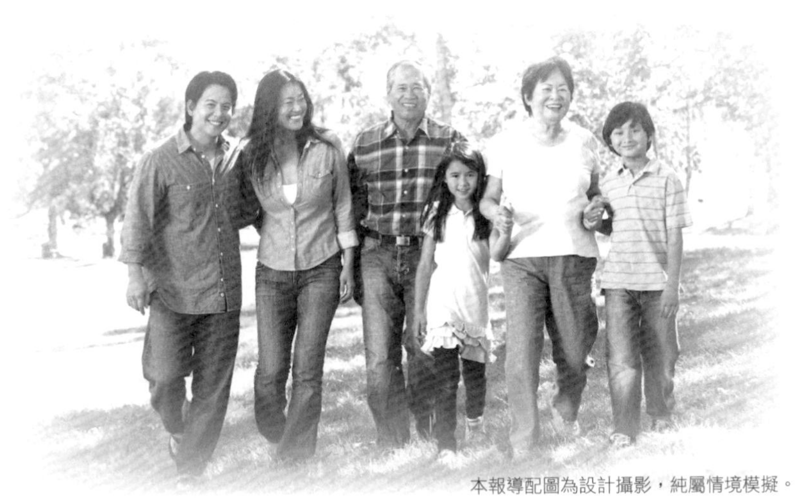
本報導配圖為設計攝影，純屬情境模擬。

招行不通，建議避開「看門診」的既定說法，可以藉由父親節、生日、買保險等名義，送健康檢查當禮物。

如果長輩的性格比較剛烈，軟硬兼施都無法成功，蔡佳芬醫師建議採取間接的策略，舉例：子女找父母同輩的好友鄰居到家裡聊天，在自在的情境下，談及哪個朋友做身體健康檢查，還好及早發現病情、及早治療等，讓長輩在潛移默化中接收新觀念。這些都是可以實際應用的技巧，重點是用長輩能夠接受、能夠理解的觀念來跟他們對話。

## 告訴長輩「讓醫師看一下」就像做「健康檢查」

蔡佳芬醫師在臨床上，看到許多不願意就醫的失智症病患，家屬想盡辦法哄來、拐來醫院看診，結果病患一進入診間就表明：「醫生我沒事，是他們硬叫我來的，我要走了。」蔡佳芬醫師通常會順勢回應：「阿嬤，都已經來了，坐一下，我們給你健康檢查啦！」患者做了檢查，通常都會再回來看報告，屆時再做正式的說明。

蔡佳芬醫師有時候也會使用威嚇法：「現在不覺得是大問題就要看了，如果拖到嚴重了才來，我就沒辦法了喔。」怕生病的病患，當然怕生重病，據此跟病患強調，病情輕微的時候都很好處理。

蔡佳芬醫師觀察，半推半就願意來就醫的病患，通常自己心裡也有數，身體出狀況了，需要幫助。不過，有些老年人會把泌尿道功能不佳，認為是性功能遭受損害，難以拉下臉來承認自己在這方面需要幫助。曾經有病人看診完後跟蔡佳芬醫師說：「沒人會因為這樣看醫生吧！其他有這情況的人都不用來看醫生耶！」、「是不是很少人像我一樣有這種病？」

針對這些疑惑，蔡佳芬醫師通常會回覆病患：「你看外面那麼多病人在等待看診，代表這是很普遍的現象。大家都來看醫生，你先來看就對了！」面對這樣的病人，蔡佳芬醫師會跟病患說，每個人到這個年紀都可能有類似的症狀，用這個說法排除病患內心認為自己患病很衰、很恥辱的感受。當患者負面的情緒被轉化掉，通常會比較願意再回診，並較積極的配合醫師的建議與治療。

（採訪整理／游伊甄）

4-2

# 長輩尿失禁不願「包尿布」怎麼表達關懷

家人因為攝護腺肥大或攝護腺癌，而有尿失禁等排尿困擾，家屬應該如何應對？

## 非關清潔
## 給臺階下的藝術才是重點

臺北榮民總醫院精神部蔡佳芬醫師建議家屬，面對長輩有尿失禁等情況，應用自然的態度去處理及善後。畢竟對病患來說，尿失禁、包尿布等溼溽不僅會造成生理上的不適，就連心理上也會覺得相當丟臉。

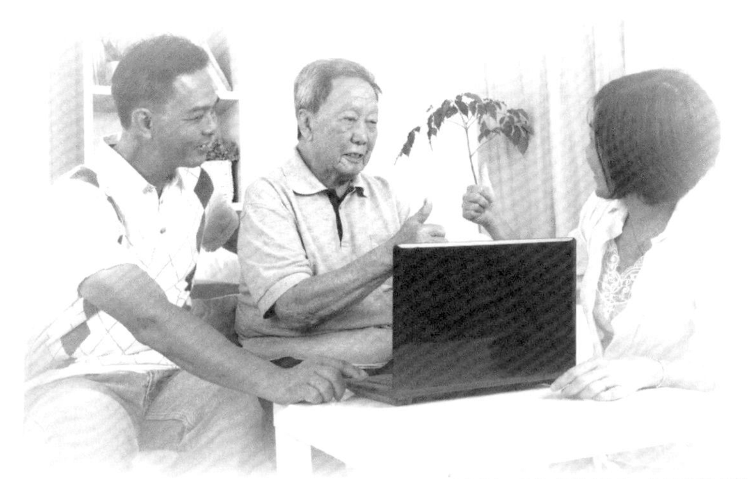

本報導配圖為設計攝影，純屬情境模擬。

面對長輩尿失禁，家屬不只要處理疾病的問題，還要關照患者的情緒和心理。家屬可以試想，如果你走到哪裡都可能漏尿，有多麼難受。更甚之，會不會覺得哪兒都去不成，擔心常要找廁所、要換衣服、有異味等，覺得難堪羞恥。

以同理心去想，如果是自己面臨尿失禁情況，會希望別人怎麼提醒我、幫助我？如此，家屬便可體貼病患的窘境，去思考有什麼辦法可以幫助他？該怎麼說話應對？

當長輩出現尿失禁情況時，蔡佳芬醫師建議家屬不要反應太過強烈，而是面不改色地默默處理，才不會加重病人的壓力。如果驚慌的、不悅的處理，會加重病患的心理負擔，產生「連自己的家人都覺得尿失禁很羞恥」的想法。

## 假如長輩就醫時漏尿弄髒座椅<br>家屬可這樣解圍

舉例來說，曾經有病患在診間尿失禁，如果護理師的處理是高聲喊「快點，拿拖把來」，或者有些家屬會道歉「不好意思，把醫生的椅子弄髒」，隨即轉頭喝斥病患：「怎麼會這樣，就叫你不要喝那麼多水」等，這些話反而會讓病患更無地自容。實際上，這種情況並非患者自願，他也無法控制。

建議看待這件事，家屬可轉換一個角度來說話，以病人的感受為出發點來處理並且協助。例如家屬可和醫師溝通，「長輩目前衣物溼溼的不舒服，可否先到鄰近的廁所更換？」若醫師同意，再告訴長輩：「我們先到鄰近的廁所更換衣服，醫師說待會兒再看診，我們處理完感覺比較舒服，這樣跟醫生談話比較自在。」家屬也可以平常就準備毛巾等物品，先幫忙做掩蓋，再視情況來處理。

如果家屬及旁人沒有給予足夠的支持，病患可能因此變得退縮，不願搭車、不願出門，害怕在路程中讓自己及家人丟臉，這可能導致病患心理及人際關係都落入封閉而無法溝通的惡性循環。

## 長輩有尿失禁或頻尿等排尿困擾 如何說服他包尿布？

蔡佳芬醫師表示，曾有病患家屬反應，不論旁人怎麼勸，常尿失禁的長輩都不願意包尿布。家屬處理這個問題，必須同時考量到病患的心情面和疾病面，如果只是處置尿失禁而沒有考慮到病患心情，無法解決這個問題。

家屬時常是一片好意，希望親人受到良好照顧，但說話太過直接，老人家面子掛不住，例如直言：「你生這個病，就是要包尿布啊」、「叫你用紙尿布，你不願意，現在尿溼地板怎麼辦……」，這類只有考量到疾病，而沒有考量心情的說法，常會造成反效果，病患更是抗拒不願意配合。

蔡佳芬醫師建議，可嘗試故意「強調」紙尿褲或者護墊有做抗菌處理，尿液被吸收進去，可以減輕泌尿道感染的機率，就目前這個疾病的身體狀況來說，再受到感染對身體健康有很大影響，因此，這幾個月「暫時」需要使用尿布。重點有二，一強調是為了病患的健康，而非一直聚焦抱怨病患尿失禁的情況；二是強調「暫時使用一陣子」，等過幾個月或半年治療，當情況穩定，就不見得要再用。

家屬也可以採用折衷的方式，例如：白天可不包紙尿褲，但夜尿會打斷睡眠，睡眠品質不好，身體會更沒抵抗力等理由，建議晚上使用紙尿褲。

換個方式表達，是為了給長輩有臺階下，其實患者對於自己尿溼褲子的情況比誰都清楚，不願拉下臉處理，其實只是無法接受這樣尷尬的局面。說話方式拐個彎、繞個路，溝通時就比較有轉圜的空間。

蔡佳芬醫師也提醒家屬，要體貼長輩們不願意使用成人紙尿布，是因為紙尿布比女性衛生棉更為悶熱，而且尿液量大又熱，會非常不舒服。此外，如果病患對於紙尿布有既定印象，不願意使用，家屬也可以考慮採用布的成人尿布，並且跟醫生事先對好說詞，「這個紙尿布是對泌尿器官附近的清潔衛生特別有幫助的專門用具」，以此避開使用紙尿布被長輩視為失能且羞恥的象徵。

（採訪整理／游伊甄）

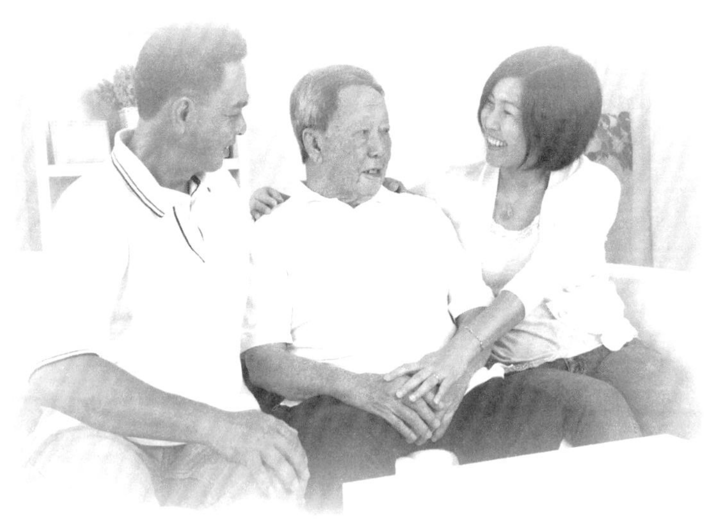

本報導配圖為設計攝影，純屬情境模擬。

## 怎麼說服尿失禁長輩包尿布？

| NG說法 | OK說法 |
|---|---|
| X 你生這個病，就是要包尿布啊！<br>X 叫你用紙尿布，你不願意，以後尿溼褲子，我可不幫你清喔…… | ○ 提醒泌尿道若被細菌感染，人會更不舒服。「強調」紙尿褲或者護墊有做抗菌處理，當尿液被吸收進去，可減輕泌尿道感染的機率。<br>○ 為了病患的健康，建議「暫時」使用紙尿布。<br>○ 可採用折衷方式，例如：白天不包紙尿褲，但夜尿會打斷睡眠，一旦睡眠品質不好，身體將更沒抵抗力，因此建議晚上使用紙尿褲。 |
| **溝通盲點：**這類說法沒有同理患者的心情，常會造成反效果，病患會更抗拒，而更不願意配合。 | **溝通盲點：**提醒泌尿道若被細菌感染，人會更不舒服，為了病患的健康，建議「暫時」使用紙尿布或較透氣的布尿布，這樣能避免泌尿道感染。 |

編輯後記

# 關懷病人、熱心公益的好醫師

文／葉雅馨（大家健康雜誌總編輯）

《男人的定時炸彈：前列腺》一書是2003年《大家健康》雜誌與蒲永孝醫師合作出版。蒲醫師是臺大醫院泌尿部知名醫師，是董氏基金會創辦人嚴道董事長治療攝護腺癌的主治醫師。為了宣導、預防前列腺癌（即攝護腺癌）及相關疾病，並喚起社會大眾更多關注。後來這本書2005年再經修訂出版，並得到國民健康局健康好書的優良推介肯定，也成為我們疾病類的長銷書籍。

蒲永孝醫師對於攝護腺癌，膀胱癌，腎臟癌及睪丸癌等治療及研究有豐富的經驗及獨到見解，當時就是美國M. D. Anderson癌症中心的泌尿腫瘤及分子病理研究員，也是中華民國超音波醫學會會員及臨床超音波指導老師。當年嚴道董事長力薦我父親找才40多歲的年輕蒲醫師檢查血尿問題，才確知我父親有膀胱癌，配合手術及一連串的療程，已治癒至今。蒲醫師外表看來嚴謹理性，醫病處事一絲不苟，內心卻是個十足感性、提攜後輩、關懷病人、熱心公益的醫師。

這些年來，他在學術、醫院體系下，對泌尿學科有不少貢獻，2012年8月他接任臺大醫學院泌尿科主任暨臺大醫院泌尿部主任。2014年他與臺大泌尿科在職及前任的醫師們，共同成立臺灣楓城泌尿學會，希望能促進泌尿醫學發展，貢獻醫界、社會，造福人群。

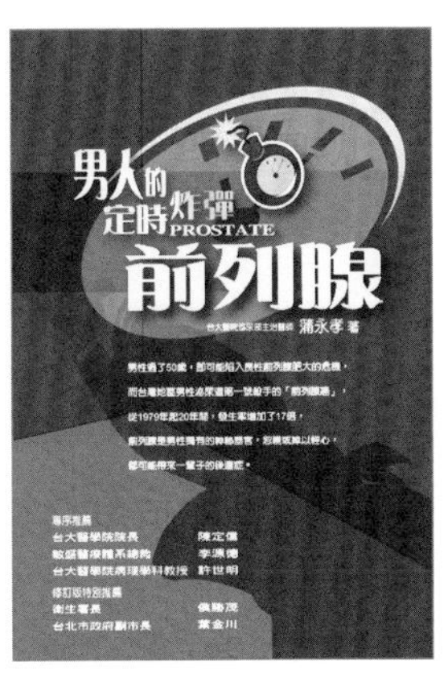

《男人的定時炸彈：前列腺》一書是2003年《大家健康》雜誌與蒲永孝醫師合作出版的書。2005年再經修訂出版，榮獲當時國民健康局健康好書的優良推介肯定。

2016年年初，蒲永孝醫師

2016年年初，蒲永孝醫師希望能再次與《大家健康》雜誌合作，出版「攝護腺」疾病書籍，讓更多男性民眾了解這個疾病，有效的預防「攝護腺」相關疾病。鑒於攝護腺癌的死亡率排名男性癌症第7位，且約有45%的攝護腺癌患者發現時已是第3、4期；尤其「攝護腺肥大」、「攝護腺癌」是年長男性朋友常會遇到的問題，但他們常礙於面子，不願意開口就診，對於「攝護腺」問題存有不少迷思和誤解。出版這系列書籍，提醒男性朋友留意當心，也是我們促進民眾健康的責任。

此次我們合作出版兩本與「攝護腺」相關的保健書籍。這本《男人的長壽病：攝護腺肥大預防與治療》除了提醒民眾注意頻尿、夜尿等困擾背後的成因，也詳細介紹當年長男性遇到「攝護腺肥大」問題，如何藉由服藥及手術來治療，後續又要如何保養照護。

本書的出版，感謝蒲永孝醫師合作促成及審訂，同時要感謝臺大醫院泌尿部呂育全醫師、臺大醫院泌尿部姜宜妮醫師、臺灣尿失禁防治協會理事長暨高雄長庚醫院泌尿外科莊燿吉教授、嘉義長庚醫院外科部副部長暨醫療品管中心執行長陳志碩醫師、臺大醫院泌尿部張宏江醫師、臺大醫院泌尿部葉亭均醫師、臺北榮民總醫院精神部蔡佳芬醫師、臺大醫院泌尿部戴槐青醫師（以上依筆畫順序排序），多位醫師在百忙中接受本書相關問題的採訪，並給予建議，讓我們在編輯上有更專業的呈現。

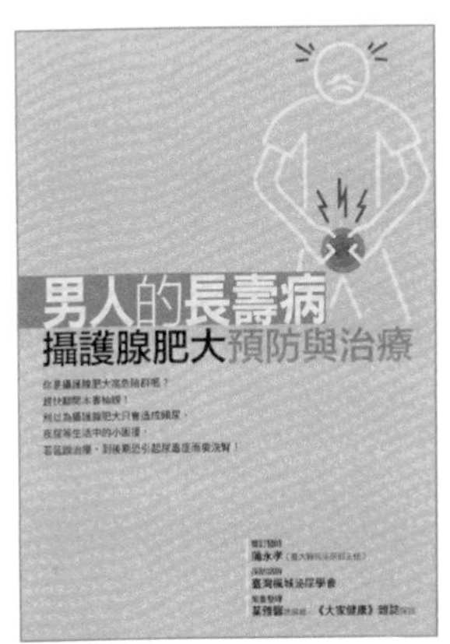


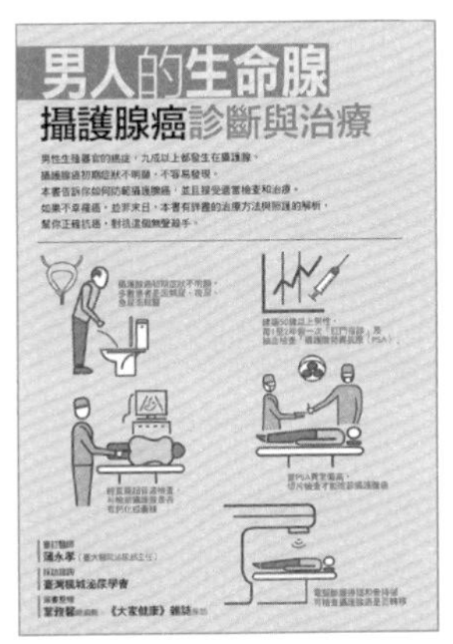


「攝護腺肥大」、「攝護腺癌」是年長男性常遇到的問題，此次大家健康雜誌出版兩本「攝護腺」保健書籍，正是要提醒男性朋友留意當心，用正確方式預防及治療攝護腺疾病。

## 保健生活系列

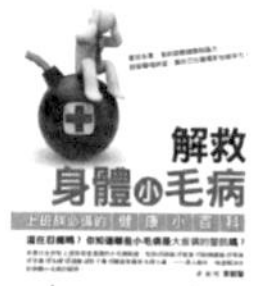


### 解救身體小毛病：上班族必備的健康小百科

**定價／320元　總編輯／葉雅馨**

本書針對上班族最常遭遇的小毛病困擾，包括頭痛、感冒、胃痛、牙痛、失眠、過敏、肚子痛、眼睛痠痛、腰痠背痛等大疼小痛，一一深入解析，快速解決你對身體小毛病的疑惑！

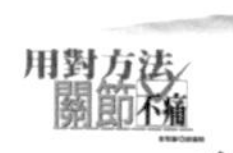

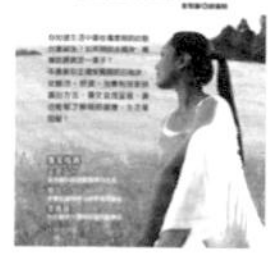

### 用對方法，關節不痛

**定價／250元　總編輯／葉雅馨**

你知道生活中哪些傷害關節的動作要避免？如果關節炎纏身，痠痛就要跟定一輩子？本書教你正確保養關節的祕訣，從觀念、飲食、治療到居家照護的方法，圖文並茂呈現，讓你輕鬆了解關節健康，生活零阻礙！

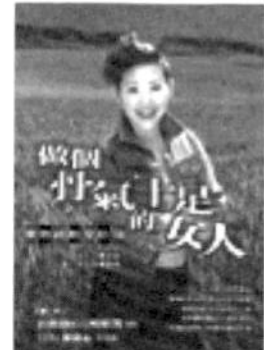

### 做個骨氣十足的女人─骨質疏鬆全防治

**定價／220元　策劃／葉金川　編著／董氏基金會**

作者群含括國內各大醫院的醫師，以其對骨質疏鬆症豐富的臨床經驗與醫學研究，期望透過此書的出版，民眾對骨質疏鬆症具有更深入的認識，並將預防的觀念推廣至社會大眾。

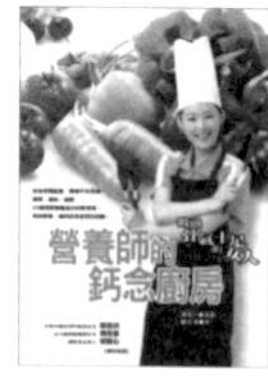


### 做個骨氣十足的女人─營養師的鈣念廚房

**定價／250元　策劃／葉金川　作者／鄭金寶**

詳載各道菜餚的烹飪步驟及所需準備的各式食材，並在文中註名此道菜的含鈣量及其他營養價值。讀者可依口味自行安排餐點，讓您吃得健康的同時，又可享受到美味。

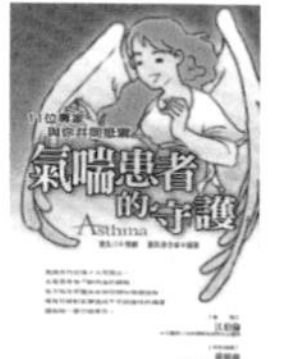


### 氣喘患者的守護─11位專家與你共同抵禦

**定價／260元　策劃／葉金川　審閱／江伯倫**

氣喘是可以預防與良好控制的疾病，關鍵在於我們對氣喘的認識多寡，以及日常生活細節的注意與實踐。本書從認識氣喘開始，介紹氣喘的病因、藥物治療與病患的照顧方式，為何老是復發？面臨季節轉換、運動、感染疾病時應有的預防觀念，進一步教導讀者自我照顧與居家、工作的防護原則，強壯呼吸道機能的體能鍛鍊；最後以問答的方式，重整氣喘的各項相關知識，提供氣喘患者具體可行的保健方式。

保健生活系列

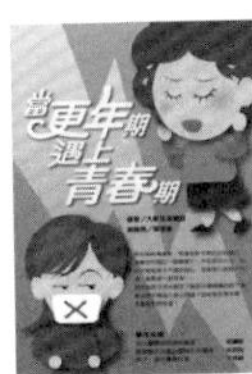

## 當更年期遇上青春期

**定價／280元　編著／大家健康雜誌　總編輯／葉雅馨**

更年期與青春期，有著相對不同的生理變化，兩個世代處於一個屋簷下，不免迸出火花，妳或許會氣孩子不懂妳的心，可是想化解親子代溝，差異卻一直存在……想成為孩子的大朋友？讓孩子聽媽媽的話？想解決更年期惱人身心問題？自在享受更年期，本書告訴妳答案！

健康樂活系列

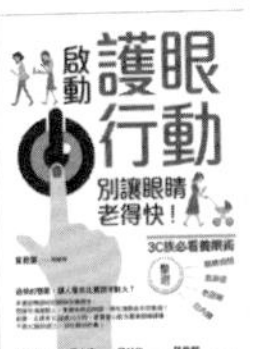

## 啟動護眼行動，別讓眼睛老得快！

**定價／250元　總編輯／葉雅馨　採訪整理／大家健康雜誌**

本書逆轉過時的眼睛保養觀念，想擁有清澈動人、更顯年輕的明眸，哪些護眼基本功要做？如果一天使用3C超過10小時，不想3C損耗視力，趕快翻閱本書，教你防備！

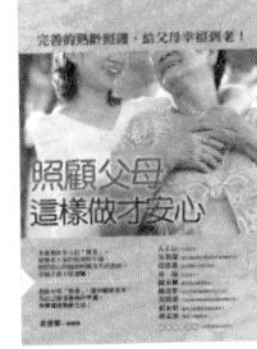

## 照顧父母，這樣做才安心

**定價／280元　總編輯／葉雅馨**

本書教你全方位「懂老」：察覺老人家的需求與不適，做對貼心的健康照護及生活協助，孝親才能不留遺憾！教你不用「怕老」：儲存健康資本，為自己的老後做好準備，快樂迎接熟齡生活！

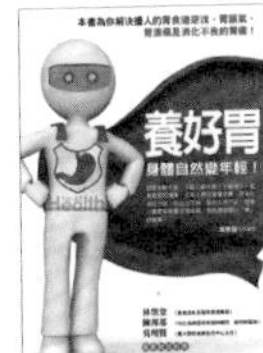

## 養好胃，身體自然變年輕！

**定價／250元　總編輯／葉雅馨**

想要身體回春變年輕？本書為你找到真正維持青春的關鍵祕密！你知道養好胃的重要嗎？維持青春好氣色的關鍵就在「胃」。胃部的健康，主宰人體的營養供應，若消化吸收力弱，免疫力下降，氣色自然不好，想要比實際年齡看來還年輕，就要趕快懂得如何「養好胃」的健康！

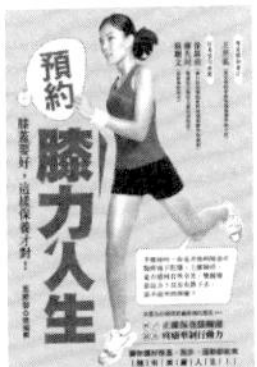

## 預約膝力人生：膝蓋要好，這樣保養才對！

**定價／250元　總編輯／葉雅馨**

本書除了教你認識膝關節、正確的保養知識，更有運動防護的實戰解答，尤其瘋路跑、迷上路跑，又怕傷膝蓋怎麼辦？本書完整教你：正確的跑步方式，跑步前後該注意的事項，如何預防膝蓋傷害、如何透過練習、聰明飲食，讓自己身體更有能量！

# 董氏基金會《大家健康雜誌》出版品介紹

健康樂活系列

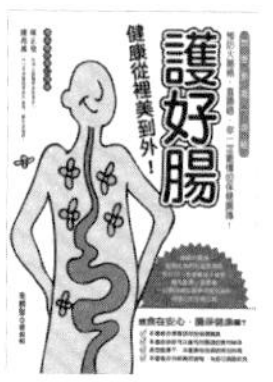

## 護好腸，健康從裡美到外！

**定價／280元　總編輯／葉雅馨**

想食在安心、腸保健康，實踐健康無毒的飲食生活嗎？本書教你易懂該做的保健「腸」識，告訴你可以擁有好腸道的實用祕訣。食安風暴下，本書教你自保的用油知識，教你分辨真假食物，為自己調整飲食習慣。

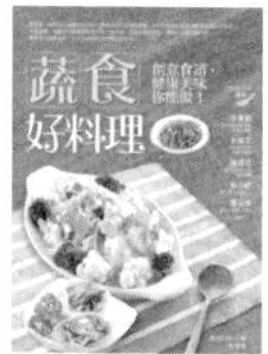

## 蔬食好料理：創意食譜，健康美味你能做！

**定價／350元　作者／吳黎華**

這本書為想追求健康窈窕的你，帶來做菜的樂趣與驚喜，教你輕鬆煮出蔬食清爽無負擔的好味道。你會發現高纖低卡的青菜料理不再一成不變，意想不到的搭配，讓每一口都充滿巧思。學會這些創意食譜，你也能變身時尚健康的飲食達人。

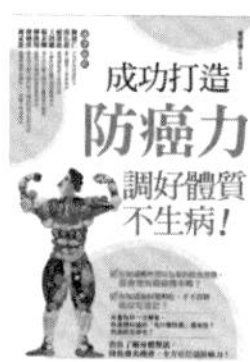

## 成功打造防癌力，調好體質不生病！

**定價／250元　總編輯／葉雅馨**

你知道哪些習以為常的飲食習慣，卻會增加罹癌機率嗎？你知道如何聰明吃，才不會將癌症吃進肚？本書為你一次解答，你最想知道的「吃什麼防癌」最有效？抗癌該怎麼吃？教你了解身體警訊，降低發炎機會，全方位打造防癌力！

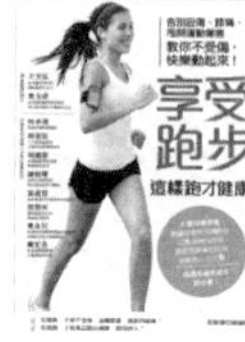

## 享受跑步，這樣跑才健康！

**定價／280元　總編輯／葉雅馨**

本書教你用對方法跑步，告別扭傷、膝痛，甩開運動傷害，做好運動前後該做的事，讓你輕鬆自在玩跑步！你不必再受限坊間書籍強調的標準姿勢跑法，本書告訴你，只要找到身體的協調性，你也能跑出節奏和步調，享受屬於自己的跑步生活！

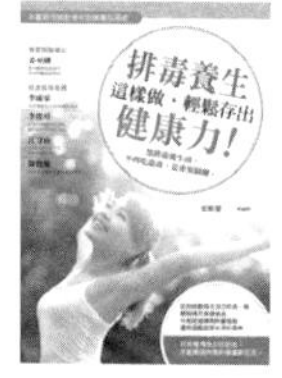

## 排毒養生這樣做，輕鬆存出健康力！

**定價／250元　總編輯／葉雅馨**

想排毒養生，就要從避免吃進毒開始。本書教你挑選食材的訣，無毒的採買術，同時提醒留意烹煮的鍋具，不要把毒吃下肚。教你懂得居家防毒，防範生活中的毒素，包括室內空氣污染物、環境荷爾蒙等。最後，釐清養生觀念及迷思，為身體存出健康力！

# 董氏基金會《大家健康雜誌》出版品介紹

## 悅讀精選系列

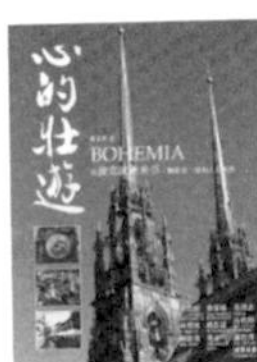

### 心的壯遊：從捷克波希米亞，觸動不一樣的人文風情

**定價／380元　作者／謝孟雄**

捷克，浪漫迷人的波希米亞風情，幾經歷史洗禮、文化淬鍊，造就今日擁有12處世界文化遺產。本書以攝影家的運鏡，文史家的宏觀，用「心」帶你看到布拉格的絕美、卡羅維瓦利迷人的溫泉景緻、克魯姆洛夫保留的世遺風貌，以及庫特納霍拉變化萬千的人骨教堂……

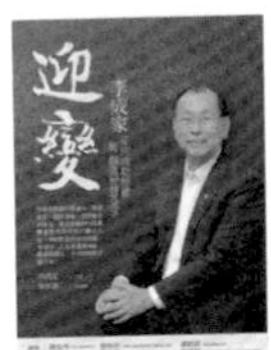

### 迎變：李成家正向成功思維與創業智慧分享

**定價／380元　口述／李成家　總編輯／葉雅馨**

你是等待機會的人，還是做好準備的人？一個原本來自屏東鄉下的年輕人，如何看到處處是機會？多年後，又如何能成就擁有三家上市櫃公司？美吾華懷特生技集團董事長李成家不藏私，分享人生的正向成功思維與創業經營智慧！

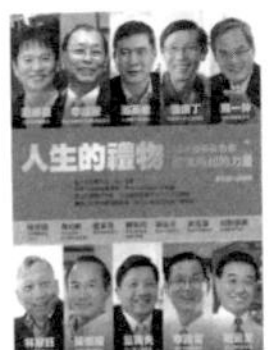

### 人生的禮物：10個董事長教你逆境再起的力量

**定價／280元　總編輯／葉雅馨**

跟著10個超級董事長，學成功經驗與人生歷練！本書集結王品集團董事長戴勝益、美吾華懷特生技集團董事長李成家、台達電子董事長海英俊、全家便利商店董事長潘進丁、和泰興業董事長蘇一仲、八方雲集董事長林家鈺、合隆毛廠董事長陳焜耀、億光電子董事長葉寅夫、康軒文教董事長李萬吉、宏全國際董事長戴宏全等10個知名企業領導人，收錄他們精彩的故事與人生歷練。

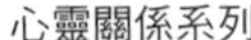

## 心靈關係系列

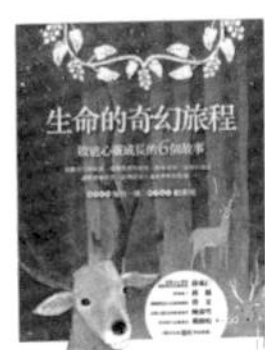

### 生命的奇幻旅程：啟迪心靈成長的6個故事

**定價／350元　作者／堀貞一郎　譯者／賴東明**

如果有一隻魔法鉛筆，能夠讓你畫出想要的東西，實現願望，你想畫什麼？想體會不同的生命價值，展開一段有憂傷、有甜美的人生旅程嗎？日本創意大師堀貞一郎與臺灣廣告教父賴東明，聯手打造讓你重拾童心，重新體悟人生的真情有感書！

### 紓壓：找到工作的幸福感

**定價／280元　總編輯／葉雅馨**

為什麼有人可以輕鬆搞定壓力，壓力愈大業績愈好？為什麼愈快樂的員工，生產力、銷售成績比一般員工高？想要樂在工作、提升職場競爭力嗎？搞懂紓壓的祕訣與情緒管理的技巧，你就能掌握職場成功的關鍵！

公共衛生系列

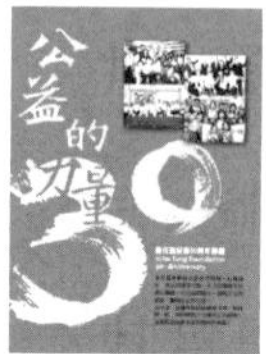

## 公益的力量：董氏基金會30周年專書

**定價／300元**

董氏基金會致力於菸害防制、心理衛生、食品營養等工作，全方位關懷全民身心健康，在公益的路上，展現公益的價值，顯現公益的力量。30年來，感謝所有人的鼓勵與支持，陪我們一點一滴的成長。守護全民的健康，是董氏基金會永遠的堅持和承諾！

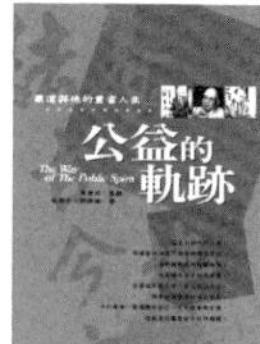

## 公益的軌跡

**定價／260元　策劃／葉金川　作者／張慧中、劉敬姮**

記錄董氏基金會創辦人嚴道自大陸到香港、巴西，輾轉來到台灣的歷程，很少人能夠像他有這樣的機會，擁有如此豐富的人生閱歷。他的故事，是一部真正有色彩、有內涵的美麗人生，從平凡之中看見大道理，從一點一滴之中，看見一個把握原則、堅持到底、熱愛生命、關懷社會，真正是「一路走來，始終如一」的勇者。

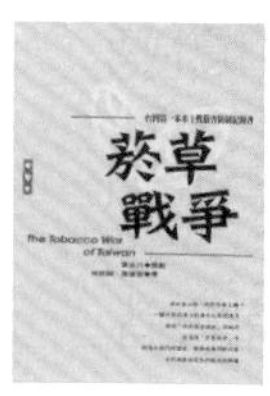

## 菸草戰爭

**定價／250元　策劃／葉金川　作者／林妏純、詹建富**

這本書描述台灣菸害防制工作的歷程，並記錄這項工作所有無名英雄的成就，從中美菸酒談判、菸害防制法的通過、菸品健康捐的開徵等。定名「菸草戰爭」，「戰爭」一詞主要是形容在菸害防制過程中的激烈與堅持，雖然戰爭是殘酷的，卻也是不得已的手段，而與其說這是反菸團體與菸商的對決、或是吸菸者心中存在戒菸與否的猶豫掙扎，不如說這本書的戰爭指的是人類面對疾病與健康的選擇。

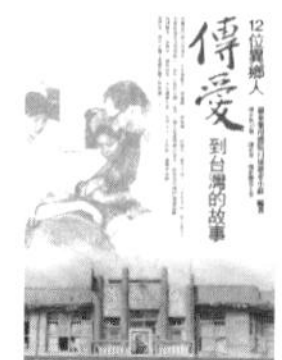

## 12位異鄉人傳愛到台灣的故事

**定價／300元　編著／羅東聖母醫院口述歷史小組**

你願意把60年的時光，無私奉獻在一個團體、一個島嶼、一群與你「語言不通」、「文化不同」的人身上？本書敘述著12個異國人，從年少就到台灣，他們一輩子把最精華的青春，都留在台灣的偏遠地區，為殘障者、智障者、結核病患、小兒麻痺兒童、失智老人、原住民、弱勢者服務，他們是一群比台灣人更愛台灣人的異鄉人……

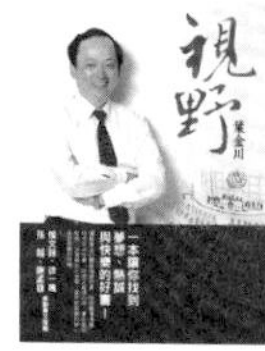

## 視野

**定價／300元　作者／葉金川**

侯文詠、孫越、徐一鳴、謝孟雄，感動專文推薦！

葉金川用一個又一個心情故事，讓像我這樣讀者明白：不管在什麼領域，只要存有夢想和實踐的承諾，它們一樣是有趣的！——侯文詠（作家）

書中有很多他的真情告白、對社會的關懷，與孩子一起築夢及讓人會心一笑的動人故事。——孫越（終身義工）

# 董氏基金會《大家健康雜誌》出版品介紹

## 繽紛人生系列

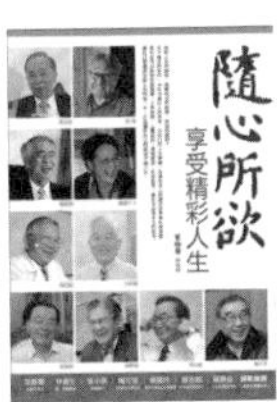

### 隨心所欲 享受精彩人生

**定價／320元　總編輯／葉雅馨**

面對人生的困局，接踵而至的挑戰，該如何應對？在不確定的年代，10位70歲以上的長者，以自己的人生歷練，告訴你安心的處世哲學與生命智慧。書中你可以學到生涯規畫、工作管理、心靈成長、愛情經營、生命教育、養生方法等多元的思考，打造屬於自己的成功幸福人生。

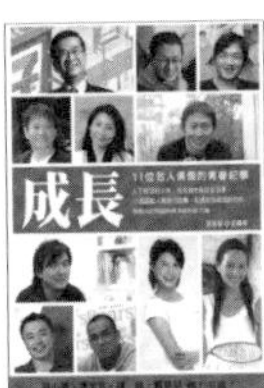

### 成長－11位名人偶像的青春紀事

**定價／250元　總編輯／葉雅馨**

人不輕狂枉少年，成長總有酸甜苦澀事。11個最動人真摯的故事，給遇到困境挫折的你，最無比的鼓勵與勇敢面對的力量。

## 運動紓壓系列

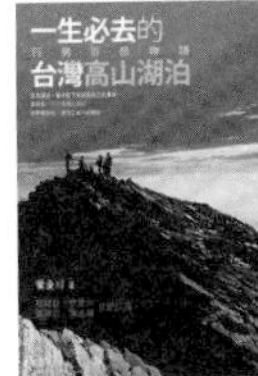

### 《行男百岳物語》一生必去的台灣高山湖泊

**定價／280元　作者／葉金川**

這是關於一位積極行動的男子和山友完成攀登百岳的故事。書裡有人與自然親近的驚險感人故事，也有一則則登高山、下湖泊的記趣；跟著閱讀的風景，你可窺見台灣高山湖泊之美。

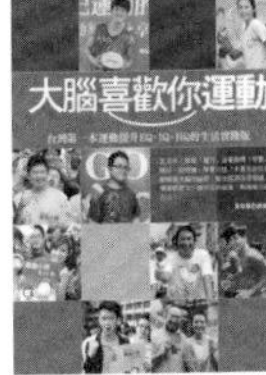

### 大腦喜歡你運動－台灣第一本運動提升EQ、IQ、HQ的生活實踐版

**定價／280元　總編輯／葉雅馨**

生活中總被「壓力」追著跑？想要心情好、記憶強、學習力佳？本書揭示運動不只訓練肌肉，還能增進智力商數IQ、情緒商數EQ以及健康商數HQ。除了提供多種輕鬆上手的運動、更有精彩人物分享運動抗壓心得，讓你用「運動」戰勝壓力！

# 男人的長壽病 攝護腺肥大預防與治療


審訂醫師／蒲永孝
採訪諮詢／臺灣楓城泌尿學會

總編輯／葉雅馨
主編／楊育浩
執行編輯／蔡睿縈、林潔女、張郁梵
文字採訪／游伊甄、陳軒凡、葉語容、蔡長峰
封面設計／廖婉甄
內頁排版／陳品方

出版發行／財團法人董氏基金會《大家健康》雜誌
發行人暨董事長／謝孟雄
執行長／姚思遠

地址／臺北市復興北路57號12樓之3
服務電話／02-27766133#252
傳真電話／02-27522455、02-27513606
大家健康雜誌網址／http://www.healthforall.com.tw
大家健康雜誌粉絲團／https://www.facebook.com/healthforall1985

郵政劃撥／07777755
戶名／財團法人董氏基金會

總經銷／聯合發行股份有限公司
電話／02-29178022#122
傳真／02-29157212

法律顧問／眾勤國際法律事務所
印刷製版／恆新彩藝有限公司

國家圖書館出版品預行編目(CIP)資料

男人的長壽病:攝護腺肥大預防與治療 / 葉雅馨總編輯. -- 初版. -- 臺北市 : 董氏基金會<<大家健康>>雜誌, 2017.01
面； 公分. --（健康樂活；10)
ISBN 978-986-92954-3-7(平裝)
1.前列腺疾病

415.87　　105019682




出版日期／2017年1月初版
定價／新臺幣250元


本書如有缺頁、裝訂錯誤、破損請寄回更換
歡迎團體訂購，另有專案優惠，
請洽02-27766133#252


**本書特別感謝以下受訪醫師**（依筆畫順序排列）

臺大醫院泌尿部呂育全醫師、臺大醫院泌尿部姜宜妮醫師、臺灣尿失禁防治協會理事長暨高雄長庚醫院泌尿外科莊燿吉教授、嘉義長庚醫院外科部副部長暨醫療品管中心執行長陳志碩醫師、臺大醫院泌尿部張宏江醫師、臺大醫院泌尿部葉亭均醫師、臺大醫院泌尿部主任暨臺大醫學院泌尿科教授蒲永孝醫師、臺北榮民總醫院精神部蔡佳芬醫師、臺大醫院泌尿部戴槐青醫師